Grimms Märchen tiefenpsychologisch gedeutet

W

Eugen Drewermann

Der Herr Gevatter
Der Gevatter Tod
Fundevogel

Arzt und Tod im Märchen

Walter-Verlag Olten und Freiburg im Breisgau

Der Text der Märchen ist in der Fassung der Grimmschen
«Kinder- und Hausmärchen» von 1857 wiedergegeben.

Zu den Farbtafeln:
Otto Dix, Bildnis des Dermatologen und Urologen Dr. Hans Koch, 1921,
Museum Ludwig, Köln, Foto: Rheinisches Bildarchiv, Köln.
Codex Borgia, Seite 56, Akademische Druck- und Verlagsanstalt,
Graz 1976, Vatikanische Bibliothek, Rom.
Edvard Munch, Das Mädchen und der Tod, ca. 1893, Tempera auf Leinwand,
Munch-Museet, Oslo.
Papyrus Ani, Ägyptisches Totenbuch, Britisches Museum, London.

Umschlagbild:
Detail aus Arnold Böcklin, Selbstbildnis mit fidelndem Tod, 1872,
Nationalgalerie Berlin, Bildarchiv preußischer Kulturbesitz, Berlin.

Gesamtherstellung in den grafischen Betrieben
des Walter-Verlags
Printed in Switzerland

ISBN 3-530-16869-6

I. Der Herr Gevatter und Der Gevatter Tod

Märchen sind nicht gerade die Erzählform, in welcher man das Portrait eines bestimmten Berufsstandes erwartet. Und dennoch gibt es in der Sammlung der Kinder- und Hausmärchen der Brüder Grimm zumindest *zwei* Erzählungen, die etwas Wesentliches über den Beruf *des Arztes* aussagen. Freilich tun sie das nach Märchenart, d. h., sie haben nicht den Stand des Arztes selbst im Sinn, eher das Wesen dessen, was einen Arzt in seinen Chancen und Gefahren von allen anderen Menschen unterscheidet.

Ein solches Interesse an dem Typischen, Charakteristischen, bzw. ein solches *Des*interesse an dem nur Zeitbedingten, gesellschaftlich Vermittelten, ist für die Märchen selbst charakteristisch. Sie sprechen von armen Müllersburschen oder Königssöhnen, von aus dem Sold entlassenen Soldaten oder Jägern, von Feentöchtern und Prinzessinnen, und doch verstünde man sie zumeist falsch, wenn man in den ausdrücklichen Berufsbezeichnungen so etwas wie die Soziologie verschiedener Berufe oder Stände anzutreffen glaubte; genau besehen handelt es sich zumeist um symbolische Formen *psychischer* Berufungen und Zustände, und so muß man alles Äußere in der Interpretation eines Märchens nach innen verlagern, um seine Wahrheit zu berühren.

Aber auch umgekehrt: es kann sein, daß ein Märchen wie *«Der Herr Gevatter»* eine menschliche Erfahrung in ihrem Wesen so entfaltet, daß sie zur Grundlage eines ganzen Lebens wird; den Worten nach spricht ein solches Märchen womöglich nicht von Königen und Künstlern, Priestern oder Ärzten, und doch beschreibt es zutreffend die Lebensart von Menschen, die in ihrem Wesen wahrhaft als königlich und künstlerisch, als priesterlich oder als ärztlich empfunden werden müssen, gleichgültig, ob dieses ihr Wesen sich auch in ihrem «bürgerlichen» Beruf entsprechend manifestiert oder nicht.

1. Der Herr Gevatter (KHM 42)

Ein armer Mann hatte so viel Kinder, daß er schon alle Welt zu Gevatter gebeten hatte, und als er noch eins bekam, so war niemand mehr übrig, den er bitten konnte. Er wußte nicht, was er anfangen sollte, legte sich in seiner Betrübnis nieder und schlief ein. Da träumte ihm, er sollte vor das Tor gehen und den ersten, der ihm begegnete, zu Gevatter bitten. Als er aufgewacht war, beschloß er, dem Traume zu folgen, ging hinaus vor das Tor, und den ersten, der ihm begegnete, bat er zu Gevatter. Der Fremde schenkte ihm ein Gläschen mit Wasser und sagte: «Das ist ein wunderbares Wasser, damit kannst du die Kranken gesund machen, du mußt nur sehen, wo der Tod steht. Steht er beim Kopf, so gib dem Kranken von dem Wasser, und er wird gesund werden, steht er aber bei den Füßen, so ist alle Mühe vergebens, er muß sterben.» Der Mann konnte von nun an immer sagen, ob ein Kranker zu retten war oder nicht, ward berühmt durch seine Kunst und verdiente viel Geld. Einmal ward er zu dem Kind des Königs gerufen, und als er eintrat, sah er den Tod bei dem Kopfe stehen und heilte es mit dem Wasser, und so war es auch bei dem zweitenmal, aber das drittemal stand der Tod bei den Füssen, da mußte das Kind sterben.

Der Mann wollte doch einmal seinen Gevatter besuchen und ihm erzählen, wie es mit dem Wasser gegangen war. Als er aber ins Haus kam, war eine so wunderliche Wirtschaft darin. Auf der ersten Treppe zankten sich Schippe und Besen und schmissen gewaltig aufeinander los. Er fragte sie: «Wo wohnt der Herr Gevatter?» Der Besen antwortete: «Eine Treppe hö-

her.» Als er auf die zweite Treppe kam, sah er eine Menge toter Finger liegen. Er fragte: «Wo wohnt der Herr Gevatter?» Einer aus den Fingern antwortete: «Eine Treppe höher.» Auf der dritten Treppe lag ein Haufen toter Köpfe, die wiesen ihn wieder eine Treppe höher. Auf der vierten Treppe sah er Fische über dem Feuer stehen, die britzelten in der Pfanne und backten sich selber. Sie sprachen auch: «Eine Treppe höher.» Und als er die fünfte hinaufgestiegen war, so kam er vor eine Stube und guckte durch das Schlüsselloch, da sah er den Gevatter, der ein paar lange Hörner hatte. Als er die Türe aufmachte und hineinging, legte sich der Gevatter geschwind aufs Bett und deckte sich zu. Da sprach der Mann: «Herr Gevatter, was ist für eine wunderliche Wirtschaft in Eurem Hause? Als ich auf Eure erste Treppe kam, so zankten sich Schippe und Besen miteinander und schlugen gewaltig aufeinander los.» «Wie seid Ihr so einfältig», sagte der Gevatter, «das war der Knecht und die Magd, die sprachen miteinander.» «Aber auf der zweiten Treppe sah ich tote Finger liegen.» «Ei, wie seid Ihr albern! Das waren Skorzenerwurzel.» «Auf der dritten Treppe lag ein Haufen Totenköpfe.» «Dummer Mann, das waren Krautköpfe.» «Auf der vierten sah ich Fische in der Pfanne, die britzelten und backten sich selber.» Wie er das gesagt hatte, kamen die Fische und trugen sich selber auf. «Und als ich die fünfte Treppe heraufgekommen war, guckte ich durch das Schlüsselloch einer Tür, und da sah ich Euch, Gevatter, und Ihr hattet lange, lange Hörner.» «Ei, das ist nicht wahr.» Dem Mann ward angst, und er lief fort, und wer weiß, was ihm der Herr Gevatter sonst angetan hätte.

Tiefenpsychologische Deutung

Das Grimmsche Märchen von dem «Herrn Gevatter» ist eine Art *Parabel* auf den Arztberuf, ohne ihn beim Wort zu nennen; und es tut gut daran, gewissermaßen zu verschweigen, *was* es sagen möchte. Denn redete es offen über den Beruf der Ärzte, so hätte es wohl kaum die Chance, sich verständlich zu machen. Was wir heute als «Ärzte» bezeichnen, verdankt sich wesentlich der Instrumentalisierung technischer Vernunft. Die Medizin ist eine Abteilung der Naturwissenschaften geworden. Ihre Domäne bilden diejenigen Krankheitsformen, die als rein körperliches Geschehen, *objektiv,* mit den Mitteln der Physik, Chemie und Biologie zu behandeln sind. Demgegenüber tritt die subjektive Seite des Krankheitsgeschehens: die Erlebnisweise, die Bedeutung bzw. der «Sinn» der Krankheit in den Hintergrund[1]. Wie der Aufstieg dieser Art von Medizin bereits in der Mitte des 19. Jh.'s empfunden wurde, machte seinerzeit unübertrefflich der Roman des russischen Dichters IWAN TURGENJEW *«Väter und Söhne»* deutlich: Der junge Medizinstudent *Basarow,* der im Geiste des Vulgärmaterialismus, wie er damals herrschte, durch Sektionsübungen zu beweisen sucht, daß es so etwas wie eine (unsterbliche) Seele nicht gibt, verkörperte zum erstenmal in der Weltliteratur den Typ des gefühlsmäßig wie zerstört wirkenden, zur emotionslosen Objektivität sich zwingenden Forschers, der Leid und Schmerz nur als ein besonderes Phänomen der Natur gelten lassen will[2].

Immer wieder taucht seither in Literatur und Kunst diese *Karikatur* der möglichen Schattenseite des Arztes auf, zumeist in der Konfrontation eines Übermaßes menschlicher Qual mit jener unbeteiligten Gelehrtendistanz, die allem Mitgefühl wie enthoben zu sein scheint. Den *krassesten* Ausdruck dafür hat zweifellos OTTO DIX in seinem Porträt des Dermatologen und Urologen *Dr. Hans Koch* (1921) gefunden (Wallraf Richartz-Museum, Köln; siehe Abb. 1). Gleichgültig, was für ein Mensch der Düsseldorfer Arzt persönlich war – das Bild von OTTO DIX tritt uns als ein reines Horrorgemälde entgegen. Da steht vor uns ein etwa 40jähriger Arzt in offenem weißem Kittel, die Ärmel über die wurstprallen Unterarme gekrempelt, in der linken Hand ein Katheter, in der rechten die fertig aufgezogene Spritze. Unwillkürlich wandert der Blick über die Knopfleiste der Jacke, entlang der Wölbung des mächtigen Embonpoint über die bizarr geknotete Krawatte hinauf – da wird unversehens ein Gesicht erkennbar, dessen sadistische Arroganz und dummschlaue Selbstgewißheit den Triumph beamteter Herrschaft über alles Menschenleid bis zum Grad des Zynischen verkörpert. Unter den jugendlich gelockten dunklen Haaren springt eine flachköpfige Stirn vor, die in eine rüsselartige Nase einmündet, flankiert von zwei büschelähnlichen Brauen. Die Augen, selbst schon in porzellanener Starrheit, werden von einem Kneifer mit riesigen Gläsern verdeckt, der, nebst der Nase, seinen Halt an den rundgesichtigen rötlichen Backen findet, deren rechte Seite von dem tüchtigen «Schmiß» eines studentischen Paukanten geziert wird – dem Gütezeichen der wehrhaften, «schlagenden Verbindungen» der Kaiserzeit. Am schlimmsten aber erscheint der zu einem lustvollen Grinsen verbogene, lüstern gespitzte Mund, der ein perverses Liebesabenteuer mit seinem Patientenopfer vermuten läßt. Und in der Tat: im Hintergrund steht schon drohend der Behandlungsstuhl bereit, ein Folterwerkzeug von düsterer Präzision: aufragend an den beiden Seiten die schalenförmigen Halterungen für die auseinanderzuspreizenden Beine, die dem Urologen *Koch* das Organ seiner Zuständigkeit am praktischsten feilbieten sollen, Kurbeln und Schrauben, die es erlauben, diesen Stuhl der menschlichen Selbstauslieferung in Rückenlehne und Fußgestell in jede gewünschte Lage zu drehen, ein Infusionsständer mit zwei Flaschen und Schläuchen, im Hintergrund ein Regal mit obskuren Tinkturen und Essenzen, ein gläserner Desinfektionsschrank, auf dem eine Gummiblase liegt, im Vordergrund ein Glastisch mit dem Behandlungsbesteck: Messer, Pinzetten, Stichel... Wer immer einem solchen Arzt inmitten eines solchen Interieurs begegnet, der wird nicht anders können, als in panischem Schrecken wie vor dem Kerker der Heiligen Inquisition auf das schnellste Reißaus zu nehmen. Es besäße aber das Bild von OTTO DIX nicht eine derart makabre Faszination, enthielte es nicht in der extremen Stilisierung karikaturhafter Darstellung eine offenbarende Aussage über eine jederzeit mögliche *und vielfach erlebte* Zerrform der ärztlichen Kunst. Gerade die Nähe der Medizin zum naturwissenschaftlichen Denken kann im Umgang mit lebenden, fühlenden Menschen (und Tieren[3]) zu einer gefühlskalten Anwendung einer rein mechanischen, großtuerischen, sich allwissend dünkenden Routine entarten, die «menschlich» allenfalls noch darin ist, daß sie die Hilflosigkeit und den Schmerz der ihr Ausgelieferten frohlokkend als Bestätigung der diagnostisch zu erwartenden Verhaltensreaktionen wertet. Man kann nicht leugnen, daß dieser Zerrspiegel ärztlicher Tätigkeit immerhin einen Teil der wirklichen Erfahrung von Menschen mit dem Stand der «Mediziner» wiedergibt; dann aber wird deutlich, wie sehr wir heute einer Geschichte bedürfen, die wie das Grimmsche Märchen eine *andere,* gegenläufige Seite des Arztseins zeigt; freilich auch diese aus *älterem* menschheitlichem Wissen geformte Erzählung enthält in schockierenden Bildern die Warnung vor den möglichen Gefahren, die gleichermaßen an dieser Nachtseite des Lebens lauern, doch was besäße ein Märchen, das wie ein Medikament gegenüber einer gewissen Einseitigkeit des Bewußtseins wirken soll, für einen Wert, wenn es nicht selbst, in Überdosis genossen, sich in Gift verwandeln könnte!

Vielleicht sind es wirklich *die Dichter,* die man als erste befragen muß, um zu erfahren, was Krankheit und Arztsein menschlich bedeuten. Noch vor dem eigentlichen Siegeszug der Gerätemedizin in den Reparatur- und Sterbefabriken der modernen Krankenhäuser schrieb warnend RAINER MARIA RILKE von den Hospitälern in den Städten:

«Dort ist der Tod. Nicht jener, dessen Grüße / sie in der Kindheit wundersam gestreift, – / der kleine Tod, wie man ihn dort begreift: / ihr eigener hängt grün und ohne Süße / wie eine Frucht in ihnen, die nicht reift. // O Herr, gib jedem seinen eignen Tod. / Das Sterben, das aus jenem Leben geht, / darin er Liebe hatte, Sinn und Not. // Denn wir sind nur die Schale und das Blatt. / Der große Tod, den jeder in sich hat, / das ist die Frucht, um die sich alles dreht.»[4]

Wie ist es möglich, dem «großen Tod» zu begegnen und das Leben von dieser Begegnung her zu gestalten? Gott sei Dank, sind wenigstens *die Märchen* und *die Träume* der Menschheit zur Beantwortung dieser Frage imstande.

Alles im Märchen von dem *«Herrn Gevatter»* beginnt mit der Armut eines Mannes, der in der Not über die Vielzahl seiner Kinder nicht weiß, wen er zum Paten seines Jüngsten bitten soll. Dieser Mann empfängt in der Nacht *eine Traumbotschaft,* in welcher ihm gewiesen wird, vor das Tor zu gehen und den ersten, der ihm begegnet, zum Gevatter zu bitten. Der Arme tut das und trifft als ersten – *den Tod;* als diesen jedenfalls müssen wir den *«Herrn Gevatter»* betrachten, so sehr das Märchen auch bestrebt sein mag, das Inkognito des «Fremden» vor der Stadt ungelüftet zu halten. Immer in den Märchen und Mythen ist der Gott bzw. die geistige Macht identisch mit dem, was sie gibt: ein Gott, der den Menschen im Wein erscheint wie der griechische *Dionysos,* ist der Weingott selbst[5], ein Gott, der im Brot sich den Menschen gibt wie der ägyptische *Osiris,* ist der Korngott selbst[6]; ein «Fremder» also, der «dem Armen» ein *Zauberwasser* reicht, um an jedem Krankenbett eines Menschen den Tod sehen zu können, ist, dieser Logik zufolge, *der Tod* selbst. Er ist, wenn man so will, *der wahre Gott der Armen,* ihr wirklicher Helfer und Beistand, ihr letzter Trost; wohl bleibt sein Wesen auch ihnen fremd und verborgen, ja, er erscheint am Ende vollends als unheimlich und dämonisch, und doch ist gerade er den Armen besonders vertraut, ihr letzter sicherer Trost in allem Elend und gewissermaßen ihr einziger Reichtum, jedenfalls dann, wenn man die Kunst erwirbt, mit Hilfe der Vertrautheit des Todes das Leben zu schützen.

Wie gelangt ein Mensch zu der Fähigkeit, Kranke zu heilen? Durch die Ableistung eines Studiums und durch eine kassenärztlich geregelte Zulassung, müßte die Antwort lauten, die wir uns *heute* gesellschaftlich geben. Im Gegensatz dazu steht die uralte religiöse Überzeugung, man könne Macht über Krankheit und Tod nur gewinnen aus einer inneren Schau. Die Stammeskulturen auf der Stufe der Jäger und Sammler kannten die Institution der *Schamanen:* Menschen, die bereits im Alter von 8–10 Jahren durch einen Großen Traum auf ihre Aufgabe vorbereitet wurden. Der letzte indianische Schamane vom Stamme der Ogalalla-Sioux z.B. erzählte um 1920, wie er als Kind tagelang in koma-ähnlichem Zustand im Zelt lag und im Traum auf einen hohen Berg entführt wurde; ihm wurde ein Kraut gezeigt, mit dem er später alle krank darniederliegenden Zweibeiner würde heilen können[7]. Es wäre indessen nicht richtig, dieses *Heilkraut* für das Entscheidende an der Heilkunst eines indianischen «Medizinmannes» zu halten. Die eigentlichen «Medizinmänner» sind vielmehr unsere Ärzte, die ihre ganze Wirksamkeit an die Verwendung bestimmter Medikamente binden. Für die indianische «Medizin» hingegen stand nicht das Heilkraut, sondern die psychische bzw. traumsymbolische Seite des Krankheitsgeschehens und des Behandlungsverfahrens im Vordergrund[8]. Nur wer es lernte, der Vision seiner Träume zu folgen, gewann die Fähigkeit, die geistigen Mächte am Lager eines Kranken zu erkennen und zu besiegen.

Eine davon historisch unabhängige, sachlich aber verwandte Auffassung lag auch der Religion des berühmtesten Heilgottes der griechisch-römischen Antike, dem Kult des Gottes *Asklepios* zugrunde. Der Name *«Asklepios»* bedeutete im vorgriechischen mediterranen Sprachraum wohl soviel wie der «Aufscheinende»[9], und dementsprechend erzählte die Geburtsmythe des Gottes, wie der Gott des Lichtes und des Verstandes, der tageshelle *Apoll,* sich mit der hell-dunklen Mondnymphe *Aigle-Koronis* paarte und der Hirte *Aresthanas* im thessalischen Trikka in der Nacht den neugeborenen Gottessohn fand; ein Lichtschein vom Himmel umspielte das Kind, und eine Stimme verkündete, *Asklepios* werde Macht besitzen über Krankheit und Tod[10]. Was die Mythe von der Geburt des Gottes berichtet, verdichtet nicht nur seinen Namen und sein Wesen, sondern auch die Art seines Wirkens. Als ein Kind der Nacht und des Tages steht *Asklepios* wesentlich für den Übergang zwischen Wunsch und Wirklichkeit, vom Unbewußten zum Bewußtsein, vom Traum zum Tag. Das Heilverfahren der Priester des Gottes in Epidauros bestand folglich auch in einer Technik, die in etwa dem Bemühen der *Psychoanalyse* heute analog ist: Sie ließen die Patienten im Heiligtum des Gottes *schlafen* und werteten die Träume, die sie des Morgens erzählten, als einen göttlichen Hinweis auf die Krankheitsursache und auf die rechte Behandlungsform[11]. Es ist ein jahrtausendealtes, *menschheitliches* Wissen, daß Krankheit und Tod in Tiefen des Erlebens reichen, die weit unterhalb der Stelle des Bewußtseins liegen, und daß es schon von daher nötig ist, bis in diese Schichten der Seele vorzudringen, wenn man einen Menschen heilen will.

Ein Wissen dieser Art setzt das Märchen von dem *«Herrn Gevatter»* offenbar voraus, wenn es den armen Mann *durch einen Traum* zu jenem wundersamen Trank des Todes gelangen läßt. Mag es von Hause aus eine gewisse Nähe der Armut zum Tode geben – um wirklich *«sehend»* zu werden, muß man sich einlassen auf den Bruder des Todes, *auf den Schlaf,* erst dann wird das Wissen um den Tod wirklich heilbringend sein können. Man spricht mitunter gern von sog. *«Traumberufen»* und meint damit Berufe, die man sich von Herzen wünscht, während sie in der Wirklichkeit wie unerreichbar scheinen. Der Wunsch, ein «Arzt», ein *«Totenseher»* im Sinne dieses Märchen zu werden, sollte gewiß einem solchen «Taumberuf» gelten. Nie sollte es geschehen, daß jemand einen Patienten zu heilen versucht ohne innere Eingebung und Begabung. Es bietet aber in dem Märchen der «Traum» des «Herrn Gevatters» nicht nur die Zielvorgabe eines ärztlichen Berufes, der Meinung des Märchens nach ist der Traum, *die Vision,* zugleich der bleibende Grund, ihn auszuüben. Nur wer den Tod am Lager eines Kranken zu *sehen* vermag, wird imstande sein, vermittels des «Zauberwassers» die Krankheit zu besiegen. Die Macht des Heilers am Krankenbett ist also nicht unbegrenzt. Es sieht vielmehr nur so aus, als *bekämpfe* der Arzt gemeinsam mit seinem Patienten den Tod; in Wirklichkeit ist er nicht Herr über seinen unsichtbaren Freund oder Gegner, im Sinne des Märchens ist ein Arzt lediglich der privilegierte Zögling des Todes selbst. Nicht durch ein besonderes «magisches» Mittel, durch dessen Hilfe er den Tod besiegen könnte, erlangt er zufolge dieses Märchens seine Macht; sein Können ist ganz und gar daran gebunden, daß er die rechte *Konstellation* des Todes, seine Stellung zu dem jeweiligen Kranken zu erkennen vermag; einzig in der Rücksichtnahme auf die «Einstellung» des Todes gegenüber dem Kranken gewinnt der Arzt den Spielraum seines Handelns, und das «Medikament», das «Zauberwasser», dessen er sich bedient, *heilt* eigentlich nicht, es dient nur dem Zweck, das geheime Wissen über die «Stellung» des Todes auch dem Kranken «einzuflößen». Ein «Arzt» in diesem Sinne ist derjenige, der den Tod ständig vor Augen hat und der im Gehorsam gegenüber seinem «Gevatter» die Partei des Lebens ergreift – solange der Tod sie ihm läßt.

Alles konzentriert sich daher auf die Frage: Wie *sieht* man den Tod?

In seinem Buch *«Eine andere Wirklichkeit»* läßt der amerikanische Schriftsteller CARLOS CASTANEDA seinen Meisterschamanen *Don Juan* einmal sagen: «... ein Mensch, der sich auf den Weg der Zauberei begibt, erkennt nach und nach, daß das normale Leben für immer hinter ihm liegt, daß das Wissen tatsächlich eine beängstigende Sache ist, daß er sich nicht mehr durch die Mittel der normalen Welt schützen kann und daß er eine neue Art zu leben lernen muß, wenn er überleben will... Sobald das Wissen zu einer furchterregenden Angelegenheit wird, erkennt der Mensch gleichzeitig, daß der Tod als unersetzlicher Partner neben ihm auf der Matte sitzt. Jedem Stück Wissen, das Macht wird, wohnt der Tod als zentrale Kraft inne. Der Tod gibt die letzte Prägung, und was vom Tod geprägt wird, verwandelt sich in wirkliche Macht. – Ein Mensch, der dem Weg der Zauberei folgt, ist bei jedem Schritt mit seiner drohenden Vernichtung konfrontiert, und so wird er sich unausweichlich seines Todes deutlich bewußt. Ohne das Bewußtsein des Todes wäre er nur ein normaler Mensch, der sich mit normalen Taten abgibt. Es würde ihm die notwendige Potenz, die notwendige Konzentration fehlen, die unsere alltägliche Zeit auf Erden in magische Macht verwandelt. – Darum muß ein Mann, um ein Krieger zu sein, in erster Linie mit seinem Tod vertraut sein... Die Furcht vor dem Tod zwingt jeden von uns, sich auf unser Selbst zu konzentrieren, das schwächt uns. Das nächste, was ein Krieger braucht, ist daher das Losgelöstsein. Der Gedanke an den bevorstehenden Tod verliert dann alles Beängstigende und wird etwas Gleichgültiges.»[12] – «Nur der Gedanke an den Tod verhilft einem Mann zu einer so hochgradigen Gelöstheit, daß er sich an nichts mehr hingeben kann. Ein solcher Mann ersehnt nichts, denn er hat eine ruhige Freude am Leben und an allen Dingen des Lebens erlangt. Er weiß, daß der Tod hinter ihm schreitet und ihm nicht die Zeit läßt, sich an irgend etwas zu klammern. Und so versucht er alles und jedes, ohne sich jedoch daran zu hängen. – Ein losgelöster Mann, der weiß, daß es keine Möglichkeit gibt, dem Tod zu entkommen, hat nur eines, worauf er sich stützen kann: die Macht seiner Entscheidungen... Seine Entscheidungen sind endgültig, einfach weil der Tod ihm nicht Zeit läßt, sich an irgend etwas zu klammern.»[13]

Das muß es heißen, den Tod zu «*sehen* als eine ständige Wirklichkeit»: es bedeutet, den Tod zum Lehrmeister zu nehmen und das Haften an den Dingen aufzugeben, um in dieser Freiheit gegenüber einer Welt, in welcher der Tod der Jäger ist, ein schamanischer «Krieger» zu werden – oder ein *Arzt.* Es bedeutet, mit dem Tod *leben* zu lernen und das verbleibende Leben aus den Händen des Todes zu empfangen wie eine unverdiente Gunst, die es auszukosten gilt, so lange sie währt. Der Tod erscheint in dieser Weltsicht nicht als Gegner, er ist der Begleiter des Lebens, und nur wer im Schatten des Todes zu *sehen* lernt, wird die wenigen Jahre des Daseins recht zu gestalten vermögen.

So verhält es sich bereits, wenn man Augen gewinnt, um den Tod als Gefährten des Lebens, als «Gevatter» des eigenen Daseins, zu sehen.
Doch was das Märchen von dem *«Herrn Gevatter»* meint, geht über eine solche sozusagen «metaphysische» Einsicht weit hinaus, d.h. es taucht zumindest weit konkreter in die persönliche Erfahrung ein. Wäre es uns z.B. vergönnt, etwa nach Art eines Zweiten Gesichtes das künftige Schicksal von Menschen zu schauen, so würden wir oft erschrocken sein, wie nahegerückt der Tod einem scheinbar noch blühenden Leben sein kann. Dabei kennen wir seine Vorboten zumeist recht genau: die langsam voranschreitende Müdigkeit des Körpers, das Ringen nach Atem schon beim Besteigen weniger Treppen, das Schlafferwerden der Haut, die Trübung der Augen, die Schwäche der Zähne, der beginnende chronische Schmerz an bestimmten Körperpartien – das Leben wird enger, je dichter der Tod ihm kommt. Zu dem «Sehen» eines Arztes zählt, so betrachtet, eigentlich nicht der Anblick des *«Kleinen* Todes» in der Sprache RILKES, der sich ereignet wie eine Schicksalsfügung von außen: die ärztliche Wahrnehmung gilt dem *«Großen* Tod», der mit uns wächst und in uns heranreift, bis seine bittere Frucht die Schale zersprengt. Die Konstellationen des Todes zu *sehen:* – steht er am Kopfe des Kranken als sein Beschützer und Wächter oder steht er zu seinen Füßen, bereit, ihn fortzutragen nach der Weise des Leichenbestatters, – die Fähigkeit zu einem solchen *Sehen* entscheidet nach der Meinung des Märchens von dem «Herrn Gevatter» über die «Berufung» eines schamanischen Arztes. Ein solcher Arzt wendet den Tod nicht *ab,* er wendet sich ihm *zu,* und er versucht, dem Kranken das Lebenselixier der Hoffnung wie einen Zaubertrank einzuflößen: noch steht der Tod im Rücken des Patienten; noch sieht der Kranke selbst den Tod nicht vor sich; noch kann er sich also aufrichten und den Tod buchstäblich hinter sich lassen, – noch dürfen seine Füße ein Land betreten, in dem der Tod ihm nicht schon entgegenkommt.
Ein geheimes Wissen trennt in dieser Sicht der Dinge den Arzt von seinem Patienten: der Arzt sieht deutlich, was der Patient nicht sehen kann und oft genug auch gar nicht sehen *darf;* er weiß um die ständige Nähe des Todes, und sein Heilen besteht gerade darin, *die Frist* auszunutzen, die der Tod ihm noch läßt. Einen endgültigen Sieg wird es nie geben. Wie aber beteiligt der Arzt den noch in unnötigen Ängsten oder in wahnhaften Hoffnungen Befangenen an seinem Wissen? Wieviel an Wahrheit darf er noch mitteilen, wieviel bereits muß er verschweigen[14]?
Die Qual, die es bedeutet, den Tod *zu Füßen* eines Menschen anzutreffen, den man von Herzen liebt, hat auf erschütternde Weise die französische Schriftstellerin ANNE PHILIPE beschrieben. In ihrem Buch *«Nur einen Seufzer lang»* schildert diese hochsensible, von tiefer Trauer gezeichnete Frau das lange Sterben ihres Gatten, des berühmten Filmschauspielers GERARD PHILIPE, der an Krebs unrettbar erkrankt war. Der Tod stand ihm «zu Füßen», doch die Ärzte versuchten nach wie vor das Äußerste. Die Erinnerungen und Betrachtungen der ANNE PHILIPE geraten unter diesen Umständen zu dem unablässigen Gespräch mit einem Verstorbenen, der unter den beschwörenden Worten des Schmerzes in jeder einzelnen Szene des Abschieds vor dem geistigen Auge noch einmal wie magisch zum Leben ersteht, – z.B. in jenem furchtbaren Augenblick, da man den Körper des Kranken zur Operation aus dem Zimmer hinausfuhr. «Ein Krankenpfleger kam ihn holen. Er ließ ihn aus dem Bett auf die Trage gleiten. Wir sahen uns an. Man wollte nicht, daß ich mit ihm ging. Ich blieb an der Türschwelle. Der Pfleger verdeckte mir den Blick auf ihn. Ich hörte seine Schritte und das Rollen der Trage, aber mir war, als würde sie nie das Ende dieses langen, glänzenden Korridors erreichen.
In gewissem Sinne hatte ich dich jetzt für immer verlassen. Dieser Anblick – du in eine Decke gehüllt – war für mich der letzte Augenblick des Glücks. Kaum eine Stunde später fand ich dich schlafend, das Haar wirr, das Gesicht bleich. Was ist Zeit? Ist sie diese Wanduhr, die eine Stunde mehr anzeigte, oder dieser unabwendbare Bruch? Die Erde hatte geschwankt. Millionen von Jahren lagen zwischen den beiden Bildern von dir. Du schliefst, und doch wagte ich nicht, dich anzusehen, ich warf dir nur kurze, verstohlene Blicke zu. Ich rührte mich nicht; Schwestern und Ärzte kamen und verschwanden, sie

gingen ihrer Arbeit nach, und ich wünschte deinen Tod. Schnell sollte er kommen, wie ein Blitz oder wie ein Dieb. Das also war die Liebe? Zu allem bereit sein, damit du lebst, und eine Stunde später deinen Tod herbeiwünschen. Ich hatte eben noch darum gefleht, daß man dich nicht wecke. Was war gut, was böse?
Die Nacht verrann Tropfen um Tropfen. Ich lag auf dem Bett und starrte an die Decke. Auf sie projizierte ich meine quälenden Gedanken. Er wird sterben, er wird sterben. Ich kämpfte, bis mir alles weh tat, ich stieß den Feind zurück, er zermalmte, erstickte mich, warf mich zu Boden. Ich stellte mich ihm, trieb mir den Gedanken in Kopf und Fleisch und tauchte mit ihm bis zum Mittelpunkt der Erde hinab. Ja, er wird sterben. Er wird verwesen. Das gilt es zu wissen, zu erkennen. Vielleicht würde es mir helfen, den Kopf zur Seite zu wenden. Die Wand war weiß, noch stand nichts auf ihr geschrieben. Sie war ein unbeschriebenes Blatt. Ich wollte ein unbeschriebenes Blatt wie gestern, wollte vierundzwanzig Stunden zurückgehen. Ich machte den ganzen Weg noch einmal. Du wirst operiert werden. Wir sind allein im Zimmer. Draußen geht der Gärtner schweigend hin und her. Unsere Füße berühren sich auf deinem Bett. Deine rechte Hand hält meine linke. Nur wenn wir die Seiten in unseren Büchern umschlagen, lassen wir uns los. Welche Stille! Manchmal schlummerst du ein wenig ein und wendest mir deinen Kopf zu. Es ist drei Uhr, zwei Stunden bleiben uns.
‹Ich will nicht, daß du da bist, wenn man mich wieder hinunterbringt; man ist häßlich, wenn man gerade operiert worden ist und noch schläft. Versprichst du mir, daß du nicht da sein wirst?› – ‹Nein, ich bleibe nebenan, aber häßlich wirst du nicht sein. Ich sehe dich doch auch, wenn du schläfst.› – ‹Das ist nicht dasselbe.› – ‹Gut, ich verspreche es dir.›
Der Pfleger kam und brachte dich fort. Ich machte Ordnung im Zimmer. Weit öffnete ich das Fenster. Der Himmel hing tief und schwer wie Schiefer. Ich ging in das Wartezimmer. Man rief mich. Ich fuhr mit einer Schwester im Fahrstuhl hinauf. Sie öffnete die Tür und bat mich in einen sehr kleinen Raum, in dem ich nur Stühle sah. Ich hörte Schritte, die vier Ärzte traten ein. Der eine schob mir einen Stuhl hin. Ein Schweigen entstand. Ich sah sie an. Wer von ihnen hat gesprochen? Wer hat mir fest in die Augen geblickt? Genau vor dieser Sekunde muß man das Schicksal beschwören, die Zeit anhalten. Es gibt keine weißen Wände mehr. In jedem Winkel, auf der abgeblätterten Farbe, auf der Lampe, in den Lichtstreifen, die über der Tür eindringen, überall steht geschrieben: ER WIRD STERBEN. Du warst neben mir, in einer unerreichbaren Welt. Du schliefst, du warst verurteilt worden, und ich war der Komplize des Henkers. Wie ich gehört habe, läßt man in Schlachthöfen immer ein Tier am Leben, das seine Artgenossen zum Marterort führen muß. Was konnte ich anderes tun?»[15]
In solchen Stunden möchte man allmächtig sein; man kommt sich so unfähig, allein gelassen und schwach vor, und man möchte am liebsten einen jeden um Hilfe anflehen, während man doch weiß, daß er nicht helfen kann. Es ist das Gefühl der Liebe selbst, das in solchen Momenten die eigene Nichtigkeit wie ein Versagen offenbar macht. Und doch: vielleicht noch weit mehr als für eine Frau wie Anne Philipe, die in quälender Langsamkeit der Zerstörungsarbeit des Todes am Krankenbett ihres Mannes beiwohnen muß, wird *das Gefühl der Ohnmacht* für einen Arzt zu dem beherrschenden Problem werden. Jeder, der nicht als Arzt, sondern «nur» als ein fühlender Mensch von der Nähe des Todes bedrängt oder verletzt wird, erlebt sich schon aufgrund seiner Unerfahrenheit gegenüber der Bedrohung des «Herrn Gevatters» als ausgeliefert; da er nicht weiß, was er tun kann, wird er sich notgedrungen auf das Bitten und Wünschen verlegen oder zu magischen Ritualen seine Zuflucht nehmen. Der Arzt aber *«sieht»*, und er muß oder möchte doch wenigstens aus seiner Einsicht heraus wirken und wirksam sein; er ersieht und ermißt aus den Konstellationen des Todes die Möglichkeiten, die ihm verbleiben, und so mischt sich in die Art seines Gehorsams immer auch etwas wie Nicht-Einsehen und Protest: Warum steht der Tod so oft und so unabwendbar *am Fußende* des Kranken? Man mag noch gerade begreifen, *daß* es so ist, doch *warum* und *wozu* es so ist, entzieht sich auch und gerade dem Sehen des Arztes. Er, der täglich und stündlich bereitsteht, dem Tod in die Augen zu schauen und ihn um die Er-

laubnis zu bitten, das vom Tode bedrohte Leben noch einmal erhalten und retten zu dürfen, er weiß zugleich auch um die endgültige Aussichtslosigkeit all seiner Anordnungen und Verordnungen: mag auch der Tod jetzt noch einmal zu Häupten eines Kranken gestanden sein; irgendwann wird der Tod «seinen», den tödlichen Standpunkt einnehmen, und dann verbleibt nur noch, den Verstorbenen zur Tür seines Hauses und zum Tor seiner Stadt hinaus zur Beerdigungsstätte hinüberzutragen. Alles ärztliche Bemühen ist nichts als ein Aufschub, ein «Gerade jetzt geht's noch», ein «Bald schon zu spät». Je mehr ein Arzt mit dieser Gewißheit zu leben beginnt, desto fragwürdiger und unheimlicher, ja desto absurder muß ihm der stete Kampf um die Spanne an Zeit erscheinen, die er für seinen Patienten zu gewinnen hofft; desto drückender auch muß ihm die Last der Verantwortung werden, den Standpunkt des Todes vielleicht doch nicht genau genug betrachtet zu haben: wie, wenn er aus Unachtsamkeit eine Chance übersehen und eine günstige Konstellation ungenutzt hätte verstreichen lassen!

«Sie müssen sich vorstellen», sagte vor einer Weile der Oberarzt einer internistischen Abteilung zu mir, «wie unübersichtlich allein schon der normale Betrieb in so einem Krankenhaus sich gestaltet. Da kommen immer wieder Fehler vor. Vermeidbare Fehler. Die ich zu verantworten habe. Und jeder dieser vermeidbaren Fehler, die ich zu verantworten habe, kann einem Menschen das Leben kosten. Dieser Tage z.B. starb eine Frau, die Mutter von vier Kindern, weil ich eine bestimmte Verdachtsdiagnose nicht hatte untersuchen lassen. Meine Kollegen sahen den Fall als harmlos an, und ich bin erst seit kurzer Zeit in der Abteilung angestellt, ich wagte nicht, sie alle mit einer bloßen Vermutung, die mir zufällig kam, in Trapp zu bringen und mich dabei vielleicht lächerlich zu machen. Meiner Feigheit und Unentschlossenheit wegen ist diese Frau gestorben – an genau der Krankheit, die ich vermutete. Und so geht es relativ oft. Viel zu oft. Am Abend sitze ich dann am Schreibtisch und gehe den Tag noch einmal durch: ich notiere all diese Fälle, überlege, was passiert ist, wie man die Zusammenarbeit, das Überbringen von Mitteilungen, den Pflegedienst und vieles andere verbessern kann; mir geht das alles nach, und ich werde es bis in die Nächte hinein nicht los. Es kann immer noch vorkommen, was vor ein paar Wochen geschah: daß ein junger Türke mit perforiertem Magen starb, nur weil in der Aufnahme niemand Türkisch konnte. Mich erdrücken jetzt schon die Erinnerungen an all die Fehler, durch die Menschen geschädigt wurden oder umgekommen sind. – Du mußt, je älter du als Arzt wirst, mit einem Heer von Gespenstern leben, die dich alle verklagen, sie hätten deinetwegen gelitten oder sie hätten deinetwegen früher als nötig sterben müssen – so sagte mir kürzlich der Chefarzt. Aber ich werde mit der Last der Verantwortung nicht fertig. Und doch muß ich immer weitermachen.»

Wann je ist es einem Arzt erlaubt, mit dem Tode am Krankenbett eines Patienten vor Augen die Augen zu schließen und das rettende «Wasser des Lebens» womöglich *nicht* zu verabreichen? Wann irgend dürfte er von seinem «Beruf» lassen, Leben zu heilen und dem Zugriff des Todes zu entziehen, solange es geht? Und dennoch geschieht dies alles in dem klaren Wissen um die Vergeblichkeit allen menschlichen Mühens.

Das Märchen von dem *«Herrn Gevatter»* schildert an einem kleinen Beispiel, was ein Arzt immer wieder erleben wird: Er geht zu einem Kind, einem *Königskind* in seiner blühenden Jugend und Schönheit, er bewahrt es einmal und noch einmal vor dem Tode, nur um dann zu erleben, wie der «Herr Gevatter» seine Stelle am Fußende des Krankenlagers eingenommen hat. Was spielt sich in einem Menschen ab, der so etwas erlebt?

Der algerische Dichter ALBERT CAMUS hat in seinem Roman *«Die Pest»* beschrieben, was es für einen Arzt bedeutet, *ohnmächtig* das Sterben eines unschuldigen *Kindes* mitansehen zu müssen, und sein Kommentar mag uns helfen zu verstehen, was das Märchen vom «Herrn Gevatter» an Gefühlen immerhin andeutet, wenn auch nicht schildert: «Da ja die Seuche (sc. die Pest, d.V.) seit Monaten wütete und ihre Opfer nicht auswählte, hatten sie schon Kinder sterben sehen, aber noch nie Minute auf Minute ihr Leiden verfolgt, wie sie es jetzt seit dem Morgen taten. Und wohlverstanden war ihnen der Schmerz, den diese Unschuldigen erdulden muß-

ten, nie als etwas anderes erschienen, als was er in Wahrheit war, nämlich eine empörende Schmach. Aber bisher hatten sie sich wenigstens gewissermaßen nur abstrakt empört, weil sie noch nie so lange dem Todeskampf eines Unschuldigen zugeschaut hatten.
Eben zog sich das Kind mit einem Stöhnen wieder zusammen, als wäre es in den Magen gebissen worden. Während langer Sekunden blieb es so gekrümmt, von Schauern und krampfartigem Zittern geschüttelt, wie wenn sein zarter Leib von dem wütenden Pestwind geknickt würde und unter dem feurigen Atem des Fiebers zerbreche. Wenn der Sturm vorüber war, entspannte es sich ein wenig, das Fieber schien sich zurückzuziehen und es schwer atmend auf einem feuchten und vergifteten Ufer liegen zu lassen, wo die Ruhe schon dem Tode glich. Als die glühende Flut das Kind zum dritten Mal erreichte und es ein wenig emporhob, kauerte es sich zusammen, kroch voll Entsetzen vor der sengenden Flamme tiefer ins Bett hinein, bewegte den Kopf wie irrsinnig und warf die Decke von sich. Dicke Tränen drangen unter den entzündeten Lidern hervor und rollten über das bleifarbene Gesicht; als der Anfall vorüber war, nahm das erschöpfte Kind mit seinen verkrampften, knochigen Armen und Beinen, die in achtundvierzig Stunden vollständig abgemagert waren, im zerwühlten Bett die groteske Stellung eines Gekreuzigten ein.»[16]
Wer immer wieder solche Szenen kreatürlichen Grauens vor Augen gestellt sieht, der wird bald schon wie von selbst dahin gelangen, das Leben insgesamt als ein endloses, hilfloses, hoffnungsloses Sterben zu betrachten, und gerade so ergeht es in der Grimmschen Erzählung dem Arzt, dem Patenkind des Todes. Bei der Lektüre des Märchens *«Der Herr Gevatter»* klingt es scheinbar wie beiläufig, daß der «Arzt» den Tod eines «Königskindes» habe miterleben müssen, ehe er beschloß, «doch einmal seinen Gevatter» selbst zu besuchen; in Wahrheit aber wird man, wie oft in Träumen und Märchen, die *zeitliche* Abfolge der Ereignisse als ein *ursächliches* Nacheinander verstehen müssen[17]; dann wird man gewahr, daß der Anblick des sterbenden Kindes den jungen Arzt unausweichlich dahin drängt, den Tod gewissermaßen «persönlich», auf höchst «intime» Weise kennenzulernen und ihn sozusagen in seiner eigenen Behausung aufzusuchen. Doch was sich dort nun begibt, trägt nach Auskunft des Märchens allerdings die Züge eines makabren Horrorstücks, bei dessen Ausgang man bereits nicht mehr weiß, ob diese Welt vom Tod oder vom Teufel beherrscht wird – oder ob vielleicht beide gar ein und dasselbe sind. Es handelt sich um «Einsichten», deren symbolische Verdichtungen in dem Märchen Zug um Zug einem Maximum an Angst entgegensteigen, die aber offenbar eine wesentliche Seite des Arztberufes beschreiben wollen und daher besonderer Aufmerksamkeit bedürfen.
Was die Grimmsche Erzählung meint, wenn sie beim «Emporsteigen» zur «Wohnung» des Herrn «Gevatters» die Wahrnehmungen des «Arztes» als eine Kaskade funebrer Schreckensvisionen schildert, läßt sich am besten wohl vorweg in einem *Kulturvergleich* erläutern, der vor allem die unterschiedliche Einstellung gegenüber dem Tode verdeutlichen kann.
Unter den heute lebenden Kulturen dürfte es keine geben, deren Lebensgefühl so sehr von der Nähe des Todes geprägt ist wie die Seele *Mexikos,* die sich in ihrem indianischen Erbe bereits in den Lehren von CASTANEDAS *«Don Juan»* aussprach. Insbesondere der mexikanische Dichter OCTAVIO PAZ hat das Wesen und Empfinden seines Volkes im Gegenüber zu der Lebensweise und Lebensanschauung der US-Amerikaner zu beschreiben versucht und dabei gerade *die unterschiedliche Einstellung gegenüber dem Tod* zu dem zentralen Charakteristikum erhoben. «Einer der auffälligsten Charakterzüge des Mexikaners», schreibt er, «ist seine Bereitwilligkeit, auch das Schreckliche im Leben sehen zu wollen – und er ist nicht nur daran gewöhnt, sondern er empfindet sogar Befriedigung dabei.» «Unser Todeskult ist zugleich auch Kult des Lebens, so wie in der Liebe Lebensdrang und Todessehnsucht vereint sind. Unser Hang zur Selbstzerstörung ist nicht nur eine Folge unserer Neigung zum Masochismus, sondern sie entspringt einer bestimmten Art von religiösem Gefühl.» «Die Amerikaner sind leichtgläubig – wir sind gläubig; sie lieben Märchen und Detektivgeschichten, und wir lieben Mythen und Legenden. Der Mexikaner lügt entweder, weil er seine Phantasie gerne spielen lassen will, oder

aus Verzweiflung, oder aber weil er seinem rastlosen Alltag entfliehen will, der Amerikaner hingegen erzählt zwar keine Lügen, aber er setzt ein soziales Wunschbild an die Stelle der eigentlichen, bitteren Wirklichkeit. Wir betrinken uns, um uns aussprechen zu können – sie betrinken sich, um zu vergessen. Sie sind Optimisten, und wir sind Nihilisten – mit dem Unterschied, daß unser Nihilismus nicht dem Intellekt, sondern dem Instinkt entstammt und deshalb unerschütterlich ist. Wir sind mißtrauisch – sie sind vertrauensvoll. Wir sind traurig und sarkastisch – sie sind dagegen immer gut gelaunt und zum Scherzen aufgelegt. Amerikaner wollen immer alles verstehen, während wir alles betrachten wollen. Sie sind Aktivisten, und wir sind Quietisten; wir genießen unsere Wunden, und sie genießen ihre Erfindungen. Sie glauben an Hygiene, Gesundheit, Arbeit und Zufriedenheit; aber vielleicht kennen sie noch nicht das berauschende Erlebnis echter Freude. Der Trubel und die Stimmung bei einer Fiesta gleichen einem Feuerwerk: Leben und Tod sind hier miteinander vermischt. Die Vitalität der Amerikaner hingegen drückt sich in einem immer gleichen Lächeln aus, das zwar Alter und Tod verleugnet, das Leben selbst aber zu Stein erstarren läßt.» «Die Kunst, Feste zu feiern, wird nirgends so gepflegt wie in Mexiko. Nur an wenigen Stellen der Welt kann man noch etwas ähnliches wie unsere großen religiösen Fiestas miterleben: zu den grellen Farben, den bizarren Kostümen und Tänzen, den Zeremonien und dem Feuerwerk kommen noch tausenderlei Überraschungen hinzu, wie das Obst, die Süßigkeiten, die Spielzeuge und was sonst noch alles an diesen Tagen auf allen Plätzen und Märkten verkauft wird.» «Die Fiesta ist... eine Revolte, eine plötzliche Hingabe an das grenzenlose, reine Dasein... Wir werfen die Bürden der Zeit und des Verstandes ab.» «Für den modernen Menschen hat der Tod weder einen über ihn hinausweisenden Sinn, noch deutet er auf irgendwelche Werte. Meistens ist der Tod nichts weiter als der unabänderliche Vollzug eines natürlichen Vorgangs. In einer Welt von Fakten ist der Tod nur noch ein weiteres, aber sehr unangenehmes Faktum, das unserer Auffassung vom Leben und unseren Wertmaßstäben so sehr widerspricht, daß die Philosophie des Fortschritts versucht, ihn wie durch Zauber verschwinden zu lassen und vorzutäuschen, daß er gar nicht existiert. Alles in der modernen Welt funktioniert so, als ob es den Tod nicht gäbe.» – «Der Gegensatz zwischen Leben und Tod war für den Azteken nicht so unüberbrückbar wie für uns. Der Bereich des Lebens reichte noch bis in den des Todes hinein und umgekehrt. Der Tod war nicht der natürliche Abschluß des Lebens, sondern nur eine Phase eines ewigen Kreislaufs. Leben, Tod und Auferstehung waren Stadien eines sich immer wiederholenden kosmischen Vorgangs... Ihr Leben wurde von der Religion und dem Schicksal bestimmt, so wie unseres durch Freiheit und Moral bestimmt wird. Wir leben unter dem Zeichen der Freiheit, und alles, von der Nemesis der alten Griechen bis hin zur göttlichen Gnade bei den Theologen, ist mit dem Auserwähltsein und der Anstrengung des einzelnen verbunden. Den Azteken blieb einzig der Versuch, den unergründlichen Willen der Götter zu erforschen. Nur die Götter waren frei, nur sie konnten wählen und demzufolge auch – in einer tieferen Bedeutung – sündigen.» «Der Tod bedeutet für den Christen den Übergang vom Diesseits ins Jenseits; für den Azteken war er die bedeutungsvollste Art, an der kontinuierlichen Erneuerung der schöpferischen Kräfte des Lebens teilzunehmen, die zu versiegen drohten, wenn sie nicht durch die heilige Nahrung des Blutes gespeist wurden. In beiden Religionen sind weder Leben noch Tod isoliert zu betrachten, sondern als zwei Gesichter ein und derselben Realität. Sie verweisen auf unsichtbare Wahrheiten.» «Aber obwohl wir dem Tod keinen transzendenten Charakter mehr beimessen, ist er immer noch Bestandteil unseres täglichen Lebens geblieben. In New York, Paris oder London spricht man das Wort ‹Tod› nicht aus, weil es die Lippen verbrennt. Der Mexikaner hingegen ist mit dem Tod vertraut: er kann über ihn Witze machen, ihn liebkosen, mit ihm schlafen und ihn feiern. Der Tod ist eins seiner liebsten Spielzeuge und seine beständigste Leidenschaft. Zugegeben, seine Haltung verbirgt vielleicht genausoviel Angst wie die der andern, aber wenigstens versteckt der Mexikaner sich nicht vor dem Tod, sondern er schaut ihm ins Angesicht, sei es mit Ungeduld, Verachtung oder Ironie.»[18]

Ein Stück dieser *Ironie,* dieser burlesken Fiesta-Mentalität, dieses Kinderschrekkens der Jahrmärkte haftet auch dem Grimmschen Märchen von dem *«Herrn Gevatter»* noch an, wenn es nunmehr, im zweiten Teil, davon berichtet, wie der «Mann» das «Haus» seines «Gevatters» betritt und dort eine grotesk vertauschte Welt antrifft, die Stufe für Stufe das Ausmaß des Schreckens im Anblick des Todes buchstäblich «eskaliert». Was in der «indianischen» Sehweise der Mexikaner in all seiner Strenge und Grausamkeit doch einmündet in ein taumelndes Fest der Majestät des ewigen, bewußtlosen Tanzes des Todes und des Lebens, das wird in der Grimmschen Erzählung zu einer Steigerung grausiger und gräßlicher Versatzstücke, die ihre Parallele in der Geschichte von der *«Frau Trude»* (KHM 43) haben – einer Kinderschreckgeschichte, die in fragwürdiger Pädagogik «ein kleines Mädchen» mit der Höllenstrafe bedroht, wenn es «eigensinnig und vorwitzig» und ungehorsam sein sollte; auch an die eher lustige Geschichte von dem Aufstand der Tiere und der Dinge gegen den Menschen in *«Herr Korbes»* (KHM 41) erinnert diese Staffelung nicht endender Kuriositäten des Makabren in der Geschichte von dem «Herrn Gevatter». Und doch haben wir es unter all diesen Verkleidungen mit einem zutiefst tragischen, ja verzweifelten Stück zu tun, das von der Totentanzfreude mexikanischer Fiesta-Stimmung sich so weit entfernt wie nur möglich. OCTAVIO PAZ hat schon recht: das europäisch-christliche bzw. das «nordamerikanische» Lebensgefühl besitzt nicht den Mut, dem Tod ins Auge zu schauen – lachend, wenn's geht; es verdrängt lieber die stete Nähe des Todes durch die lärmende Larmoyanz eines mittelmäßigen Vergnügens und eines mittelmäßigen Leidens. In unserer Kultur und Gesellschaft sind es einzig die Dichter, manchmal die Priester, notgedrungen jedenfalls die «Ärzte», die zum Tod sehenden Auges Stellung beziehen *müssen.* Was aber *tut* ein Arzt, wenn er tagaus tagein Menschen dahinsterben sieht, Junge und Alte, Große und Kleine, Gesunde und Kranke, wahllos und sinnlos, ob er will oder nicht? Für die *Azteken* war der Tod nur ein Übergang innerhalb des rätselvollen Kreislaufs der Natur; er galt ihnen als ein notwendiges Moment steter Erneuerung und Regeneration; sie konnten getrost dem Tod mitten im Leben ins Angesicht schauen, da sie selbst in der Skelettgestalt des Todes nur die schon beginnende Kontrastseite des wiedererstehenden Lebens erblickten. Es ist eine ungeheuerliche Vision, deren Eindringlichkeit trotz aller scheinbaren Fremdheit uns zumindest zeigen kann, was uns fehlt, und die wir schon deshalb noch etwas näher betrachten sollten.

Kein Bild gibt die aztekische «Anschauung» des Todes eindrucksvoller wieder als das Bild auf den Seiten 56 und 73 des *Codex Borgia,* der schönsten und am besten erhaltenen indianischen Bilderhandschrift des präkolumbianischen Mexikos aus dem Gebiet von Cholula-Tlaxcala-Huexotzinco. Dargestellt ist auf Blatt 56 des Codex (s. Abb. 2) der Zyklus des in 10 mal 26 Tage geteilten aztekischen Jahreskreises, des sog. *tonalpohualli,* das in zwei Hälften zu je 13 Spalten aufgegliedert ist; links und rechts befinden sich die Zeichen der Anfangstage der zwanzig Dreizehnheiten, von unten rechts beginnend, immer im Wechsel von rechts nach links und umgekehrt, schließlich oben links endend; ihre Namen lauten: *cipactli* (Kaiman), *ocelotl* (Jaguar), *maçatl* (Hirsch), *xochitl* (Blume), *acatl* (Rohr), *miquiztli* (Tod), *quiauitl* (Regen), *malinalli* (Gras, das aus Totenschädel wächst), *coatl* (Schlange), *tecpatl* (Feuerstein), *oçomatli* (Affe), *cuetzpalin* (Eidechse, Iguana), *olin* (Bewegung), *itzcuintli* (Hund), *calli* (Haus), *cozcaquauhtli* (Königsgeier), *atl* (Wasser), *eecatl* (Wind), *quauhtli* (Adler), *tochtli* (Kaninchen). Ohne die Einzelheiten des aztekischen Kalenders erläutern zu wollen, verdeutlicht doch bereits die Anordnung dieser Bilder die indianische Philosophie der Zeit, indem sie in den Mittelpunkt des Jahresumlaufs zwei Göttergestalten setzt, die, Rücken an Rücken, das Leben und den Tod als Widerspruchseinheit der irdischen Existenz verkörpern. Beide teilen sich die Herrschaft über den Ablauf des Jahreszyklus und zeigen damit, daß die Abfolge der Zeit nur dadurch zustande kommt, daß etwas vergeht und etwas entsteht: der Tod des Alten ist die Voraussetzung des Neuen, und es gibt keine Zeit ohne die Einheit von Nichts und Sein in einem ständigen Prozeß des Werdens[19] – ein Gedanke, der G. W. F. HEGELS «Logik» entnommen sein könnte[20].

Als der Gott des Lebens erscheint in der Darstellung der Windgott *Quetzalcoatl,* die Gefiederte Schlange, der dem ersten Teil des *Tonalpohualli* vorsteht. Er trägt einen roten kegelförmigen Hut *(copilli)* und eine Stirnbinde, «die durch ein Köpfchen und durch ein Federgesteck zu einem Schmetterling oder Vogel ausgestaltet ist»[21]. Im *Codex Borgia* ist dieser Lederriemen «regelmäßig in besonderer Weise, mit schwarzen Stufenmäandern oder eckigen Wickeln auf weißem Grund gemustert... Diese Art Kopfriemen... ist offenbar, gleich anderen Trachtbestandteilen, dazu bestimmt, den Gott als den Wirbelnden zu kennzeichnen»[22]. Das Gesicht des Gottes ist halb schwarz, halb rot und wird bedeckt von einer roten, «von langem gelbem Barte umsäumten vogelschnabelartigen Maske»[23]. In seiner Kopfbinde trägt *Quetzalcoatl* die beiden Kasteiungswerkzeuge: die Agaveblattspitze *(uitztli)* und den Knochendolch *(omitl),* dessen herabtropfendes Blut durch eine Blume veranschaulicht wird. Mit dem Hut verbunden ist ein Nackenschmuck aus schwarzen Federn, den die Spanier als «ein Mäntelchen aus Rabenfedern» beschrieben. «Charakteristisch ist ferner das auf dem Bilde sehr deutlich gezeichnete, hakenartig gekrümmte, weiße Ohrgehänge», das aus einer Muschelschale gefertigt wurde, sowie ein Halsband aus spiralgedrehten Schneckengehäusen. Auf der Brust trägt der Gott einen Schmuck, der aus dem Gehäuse einer großen fünfstrahligen Flügelschnecke geschliffen wurde und den Pater BERNARDINO DE SAHAGUN das «spiralgedrehte Windgeschmeide» nannte[24]. Deutlich zu sehen ist auch die schwarze Körperbemalung. «Sie besteht nicht im einfachen Schwarz der Priester, der schwarze Grund ist mit grauen Kreisen belebt. Von allergrößtem Interesse jedoch sind die Zähne und Augen an Knien und Ellenbogen; eine Eigentümlichkeit, die sonst der Erdgöttin zukommt. Der Gott hält eine gekrümmte Wurfkeule in der Hand.»[25] Sein Mit- und Gegenspieler indessen, die andere Seite des Lebens, ist der Totengott *Mictlantecutli.* Bei ihm «sind die geknickte Handfahne in der Scheitelrosette, die Hand als Ohrpflock und das Herz, das wie ein Geschmeide aus den Rippenbögen heraushängt, bemerkenswert. Er hält einen Rasselstab mit einer Hand als Abschlußknauf»[26]. Der Kopf des Totengottes ist als Schädel gezeichnet, aus dessen fleischlosen Zahnreihen sich gierig rot die Zunge vorstreckt. Die Körperbemalung dieser knöchernen Gestalt besteht aus gelben Flecken «mit roten Punkten auf weißer Grundfarbe»[27], dem Zeichen der Syphilis. An dem Schädel in der Schläfengegend bezeichnet ein besonderer Fleck wohl das Loch, «durch das zur Aufbewahrung der Schädel Geopferter die Stange des Schädelgerüstes *(tzompantli)* gesteckt wurde»[28]. *Mictlantecutli* als der Herr des zweiten *tonalpohualli*-Abschnittes kniet gemeinsam mit *Quetzalcoatl* «auf einem umgekehrten Totenschädel»[29], «der wohl die Erde» oder, besser, die irdische Existenz bezeichnen soll[30]. «Er ist... an der Stirnseite mit der Hieroglyphe *chalchiuitl* ‹grüner Edelstein› gezeichnet, – eine Hieroglyphe, die... das zum Opfer Bestimmte oder die Opferstätte bezeichnet... Auf unserem Blatte 56 endlich sind neben diesem großen, die Erde bezeichnenden Skelettkopfe auf der Seite *Quetzalcouatls* ein Paar mit Daunenfederbällen besteckte Netzmäntel oder Netzdecken *(ayatl),* einer schwarzer, einer blauer Farbe, wie sie *Quetzalcouatl* selbst um die Hüften gebunden hat, angegeben, auf der Seite *Mictlantecutlis* ein Paar *malinalli*-Grasröckchen, die das gewöhnliche Hüfttuch, das der Todesgott auch hier trägt, darstellen.»[31]

«Fragen wir nun nach der Bedeutung dieser Bilder, so ist klar, daß diese beiden mythischen Gestalten, Rücken an Rücken gelehnt, die beiden Seiten des Daseins, Leben und Tod, zur Anschauung bringen... Diese beiden Doppelbilder muthen an wie eine Übersetzung, eine bildliche Wiedergabe des Ausdrukkes *Youalli-eecatl* ‹Nacht und Wind›, der bei den Mexikanern eine Bezeichnung oder geradezu ein Name der Gottheit war.»[32] Es mag sein, daß dieses Doppelbild, wie E. SELER meinte, auch mit dem *Mond* assoziiert war, wofür bes. auch der huaxtekische Schmuck des *Quetzalcoatl* sprechen könnte[33]. Wichtiger aber ist, daß hier das gesamte irdische Dasein als eine Art ständiger Opferstätte dargestellt wird, als ein Ort, da nach einem Wort des *Jesaja* (Jes 40,6–8) alles Fleisch «wie Gras» ist und wo von der Schönheit und Vitalität der Kreaturen nichts anderes bleiben wird als Krankheit, Verwesung und Modergebein. Es ist bei Bildern solcher Art freilich «immer zu bedenken, daß *Totenge-*

bein für den Mexikaner keineswegs jene grauenvolle Bedeutung hat, die ihm etwa die frühe europäische Neuzeit beilegte. Totenknochen sind in Mexiko Samenkörner künftigen Lebens.»[34] Sie sind wie das starr daliegende, ausgedörrte Land im Sommer, über welches der Windgott *Quetzalcoatl* die dunklen Wolken, in deren Farbe er selber gekleidet ist, zur rechten Zeit treiben wird, um durch den befruchtenden Regen neues Leben zu wecken. Totengebeine, die zu leben beginnen, wenn der göttliche Atem sie berührt – es ist das naturhafte, archaische Vorbild der geschichtsallegorischen Vision des *Ezechiel* (Ez 37,1–28), die hier ihre unübertroffene Illustration findet[35].

Dabei versteht der *Codex Borgia* jedoch keineswegs nur das *irdische* Dasein als eine Widerspruchseinheit von Leben und Tod; auf Seite 71 derselben Bilderhandschrift werden noch einmal *Quetzalcoatl* und *Mictlantecutli* nebeneinander gezeigt, wie sie *im Himmel* Rücken an Rücken die Gesamtheit des Daseins verkörpern. Es ist ein *ewiges* Gesetz, dieses Stirb und Werde, soll diese Darstellung offenbar besagen; es ist ein Gesetz, das immer und überall gilt, im Himmel wie auf Erden; und es ist unentrinnbar für alles, was lebt. So ist alle Freude und alles Glück nur möglich als Ergebnis von Leid und seinerseits wieder nur der Anfang von Leid, umgekehrt aber ist alles Leid nur möglich als der Schmerz eines verlorenen Glücks, und es trägt in sich bereits den Keim der Hoffnung auf künftige Erfüllung. Der Tod, auch er, gerade er, hat m. a. W. seinen *Stellenwert* in der Ordnung des Seins, in der ewig rollenden Bewegung eines unablässigen Werdeprozesses[36].

Ganz anders hingegen muß der Tod erscheinen, wenn wir von der mexikanischen Mythologie zu der Erlebnisweise des Märchens von dem *«Herrn Gevatter»* zurückkehren. Wohl ist es wahr: uns wird bereits selbst die integrale *aztekische* Sicht des Todes als unerträglich wild, barbarisch und roh anmuten; wir vertragen kaum mehr die schreckliche, buchstäblich nackte Wahrheit, die uns zeigt, wie dicht in unserer Existenz Tod und Leben nebeneinandersitzen und wie unabtrennbar beide zusammengehören; uns gilt die Janusköpfigkeit des Daseins selbst als skandalös, und wir bekämpfen sie mit medizinischen Mitteln, so gut wir können. Doch um so mehr läßt sich verstehen, daß unter dem Blick eines «Arztes» das Gleichgewicht von Tod und Leben sich sehr leicht verschieben kann. Selbst wenn wir die «schamanische» Konzeption ärztlicher Berufung, wie das Grimmsche Märchen sie in Erinnerung ruft, voraussetzen, nimmt der ärztliche Gesichtspunkt doch stets die Perspektive dessen ein, der unter der Geißel von Krankheit und Tod *leidet,* der um sein Leben ringt und der nicht sterben will. Niemals ist es dem Arzt vergönnt, in philosophischer Distanz bzw. in erkenntnistheoretischer Neutralität dem Tod gegenüber zu verharren; indem er Partei für den Patienten ergreift, muß ihm der Tod immer unheimlicher erscheinen, und gerade das ist es, was das Märchen von dem *«Herrn Gevatter»* jetzt schildert: es zeigt, wie der Tod sich *«Stufe um Stufe»* zu einer Spukgestalt wandelt, zu einer Macht, die das Leben am hellichten Tag zu verdunkeln vermag und in allem, was ist, nur noch den Aspekt der Vergänglichkeit hervorscheinen läßt.

Dabei beginnt alles scheinbar ganz harmlos. Das Grimmsche Märchen schildert es als reines Mitteilungsbedürfnis des «Arztes», daß er sich «doch einmal» zu seinem «Gevatter» begeben will, um ihm zu erzählen, «wie es mit dem Wasser gegangen war». Was aber *bedeutet* es, den Tod an seiner Wohnstatt aufzusuchen und den Herrschaftsbereich *«Mictlantecutlis»* zu betreten? Beim Wort genommen, geht es um nicht mehr und nicht weniger als um einen Abstieg (oder «Aufstieg»!) in das Totenreich. Es ist, als wenn die Atmosphäre für einen «Arzt» dabei immer dünner würde, je näher er der verborgenen Macht im Hintergrund seines Wirkens kommt, und als wenn er, spätestens nach dem Tod des «Königskindes», zunehmend den Tod als seinen wirklichen und eigentlichen Gesprächspartner entdecken würde. Alles beginnt fortan eine andere Gestalt anzunehmen, indem es die Erklärung des harmlosen Anscheins an der Oberfläche abstreift und den Blick in den Abgrund der Tiefe freigibt. Die «wunderliche Wirtschaft», die der «Arzt» im Hause seines «Gevatters», des *Todes,* antrifft, versteht man somit recht gut; man muß nur die späteren «Erklärungen» des «Gevatters» für *die* Ebene der Wirklichkeit nehmen, auf der die Welt sich scheinbar «realistisch» darbietet: als relativ heiter und ungefährlich, während die Art, wie der «Arzt» die Dinge sieht, diejenige Ebene des Lebens berührt, auf der die ganze Welt sich nach und nach in einen Alptraum verwandelt.

Die erste Szene: der Streit von Schippe und Besen, respektive von Knecht und Magd. – Jedes Kind, dem man diese Geschichte als ein einfaches Gruselmärchen vorträgt, wird zunächst einen Schrecken bekommen, wenn es hört, wie die toten Gegenstände ein Eigenleben zu führen beginnen, wie die Totenfinger und Totenköpfe auf der Treppe des Herrn Gevatters zu reden anfangen und wie schließlich die Fische in der Bratpfanne sich selber backen und Antwort geben; und es wird jeweils erleichtert auflachen, wenn es die «Erklärung» des Herrn Gevatters vernimmt, wonach sich scheinbar alles als ganz harmlos darstellt: es ist augenscheinlich nur die «Einfalt» dieses Mannes gewesen, d.h. seine überhitzte Phantasie, die ihn Schreckvisionen erleben ließ, wo in Wahrheit nichts ist als die einfache, beruhigend alltägliche Normalität. So einfach oder jetzt wirklich «einfältig» aber verhält es sich nicht; auf den «Arzt» jedenfalls wirken die Erklärungen seines Herrn «Gevatters» alles andere als beruhigend: er stürzt am Ende wie in Panik aus dem Haus, und das Märchen am Schluß gibt ihm recht: «Wer weiß, was ihm der Herr Gevatter sonst angetan hätte.» Denn offen gestanden: dieser «Gevatter» erscheint am Schluß des Märchens nicht länger mehr nur als der Tod, er ist, zumindest in der Gestalt, die der «Arzt» von ihm zu Gesicht bekommt: mit langen Hörnern (und vermutlich auch Bocksfüßen, die er nur schnell unter der Bettdecke versteckt hält) – *der Teufel* selber. *Flucht* ist das einzige Mittel der Rettung, doch man erfährt nicht, wohin; der «Arzt», der anderen so oft am Krankenbett Aufschub verschaffte, muß jetzt sich selber in Sicherheit bringen, indem er wegflieht vom Lager des Todes, und niemand weiß, ob er nach Anblick des Todes je sich in der «Wirklichkeit» wieder zurechtfinden wird oder ob er nicht letztlich «wahnsinnig» wird, ein den eigenen Bildern und Träumen Erlegener, ein ewig Angstgejagter, ein rastloser Flüchtling des Todes inmitten einer unentrinnbar tödlichen Welt.

Was also *sieht* man, wenn man im Hause des «Herrn Gevatters» den «Knecht» und die «Magd» miteinander zanken sieht? Daß «männlich» und «weiblich» als *«Schüppe»* und *«Besen»* symbolisiert werden können, ist aus der Traumpsychologie gut bekannt und bis in die sexuellen Ausdrücke der Gossensprache hinein geläufig[37]. Worum es *hier* aber offenbar geht, ist die umgewandelte Wahrnehmung, die in Menschen, *die streiten,* so etwas erkennt wie die Reduktion auf bloße Geräte zur Beseitigung von Abfall und Schmutz. Es ist eine Wahrnehmungsform, die wiederum ALBERT CAMUS zutiefst geprägt hat: Schon allein die Tatsache, meinte der französische Schriftsteller, daß jeder Mensch über kurz oder lang, ob nach 30, 50 oder 70 Jahren, kein anderes Schicksal zu gewärtigen hat, als sterben zu müssen, macht das menschliche Dasein in seiner ganzen Absurdität offenbar, ja, es scheint die einzig menschlich sinnvolle Haltung zu sein, gegen den gemeinsamen Feind aller: *gegen den Tod,* gemeinsam Front zu machen und sich zu verbünden und zu verbrüdern in einer metaphysischen Revolte gegen die «blutige Mathematik» über unseren Köpfen[38]. Um so schmerzlicher aber ist es, zu sehen, wie ein Mensch über den anderen herfällt und den Tod, statt gemeinsam gegen ihn zu kämpfen, als «Magd» und «Knecht», als Sklave im Hause des Todes, in ein Instrument der Todespraxis *gegen* den anderen verwandelt. Das grausigste Bild einer solchen Vision hat der spanische Maler FRANCESCO GOYA gezeichnet[39]: Zwei Männer, die, selber bis zu den Knien in einen blutigen, graubraunen Schlamm versunken, mit Keulen bewehrt einander gegenüberstehen, jeder darauf lauernd, wann er den anderen mit einem tödlichen Schlag treffen und vernichten kann. Menschen, die so handeln, lernen offensichtlich aus der Nähe des Todes gerade das Falsche: Indem sie in ihrer Angst vor der ständig gegenwärtigen Todesdrohung sich selber des Todes bedienen, um ihr Leben gegen den Menschen an ihrer Seite zu schützen, werden sie nur erleben, daß sie selber nichts sind als Staub.

Insbesondere *der Streit zwischen Mann und Frau,* zwischen *«Magd»* und *«Knecht»,* droht den Menschen des letzten Schutzes gegen den Tod zu berauben: der Liebe zwischen den Geschlechtern, dieses wärmsten und vitalsten Trostes, den der Körper selber gegen seine sichere Vergänglichkeit zu schenken vermag. Der handfeste Streit zwischen Mann und Frau ist in der Tat wie die Ouvertüre zum Eingang in das Domizil des Todes – alle Metaphysik vom Kampf der Geschlechter, wie sie A. STRINDBERG in seinen Dramen vorschwebte[40], läuft auf eine solche Beschwörung der verzweifelten Todverfallenheit des Menschen inmitten einer kalten, trostlosen Welt hinaus. Was für ein Aspekt vom Menschen aber bleibt in einem solchen Feld der radikalen Feindschaft aller gegen alle übrig, wenn nicht, daß er nach kurzer Zeit schon wie bloßer Unrat buchstäblich mit «Schüppe» und «Besen» beiseitegeschafft wird und aus der sklavischen Dienstbarkeit eines Hausangestellten und Handlangers des Todes niemals entlassen wird?

Der englische Regisseur NORMAN STONE hat vor Jahren in einem sehr eindringlichen Film mit dem Titel *«Späte Liebe»* diesen Zusammenhang einmal thematisiert[41]. Gezeigt wird in der Person des *C. S. Lewis* ein Mann, der mit gut christgläubigen Fernsehkommentaren und mit Kinderbüchern sich eine große Leser- und Zuschauergemeinde erobert hat. Nur sein Bruder bemerkt kritisch zu ihm: «Du hast keine Frau und sprichst über die Liebe. Du hast keine Kinder und sprichst über Erziehung. Ich frage mich, woran du glaubst, wenn du von Gott sprichst.» Zum Glück lernt *Lewis* eines Tages eine jüdische Dichterin kennen, die er aus Angst vor den eigenen Gefühlen zunächst nur standesamtlich heiratet, um sie vor dem Zugriff der britischen Einwanderungsbehörde zu schützen. Bald schon stellt sich jedoch heraus, daß sie unheilbar an Krebs erkrankt ist, und jetzt beginnt *Lewis* sie wirklich zu lieben. Er möchte sie kirchlich heiraten, doch der Geistliche, sein langjähriger Freund, erklärt sich dazu außerstande: sie lebt in Scheidung, und eine Wiederverheiratung Geschiedener erkennt die Kirche nicht an. Es ist das erste Mal, daß für *Lewis* die kirchlichen Paragraphen unwichtig werden; erst später findet er einen jungen Kaplan, der das ungleiche Paar trotz allem traut. Ein paar Monate des Glücks beschert der Sommer den beiden nach längerem Krankenhausaufenthalt; dann wird die Frau bettlägerig; das Warten auf den Tod beginnt. Wieviel gelten jetzt die alten trostreichen, medienwirksam verhökerten Tröstungen: «Die Erde ist nur ein Schatten der Wirklichkeit»; «Der Tod ist das Tor zum ewigen Leben»; und: «Denen, die glauben, wird das Leben im Tod gewandelt, nicht genommen»? Es ist unzweifelhaft *die Sprache der Liebe,* wenn die todkranke Gemahlin ihm auf dem Sterbelager gegen alle Zweifel zu versichern sucht: «Ich werde auf dich warten. Ganz bestimmt. Das kann mir keiner nehmen.» Aber ist es auch die Sprache *des Glaubens?* – Am Ende des Films sitzt *Lewis* dem Stiefsohn aus der ersten Ehe seiner verstorbenen Gattin gegenüber und beginnt, wie um sich selbst an eine Hoffnung zu erinnern, die kaum noch besteht, die Worte von früher zu wiederholen: «Die Erde ist nur ein Schatten...» – «Das glaube ich nicht», antwortet der Junge; «Ich möchte sie wiedersehen.» – «Das möchte ich auch», entgegnet *Lewis,* sich mühsam der Tränen erwehrend. Die letzten Bilder des Films greifen die alten Motive vermeintlichen Trostes noch einmal auf. Ein Spaziergang am Fluß. Dünner Schnee liegt noch auf den Feldern. Und doch: die Zweige treiben schon Knospen. Der Fluß trägt Schollen von Eis hinweg. Das ewige Wunder der Natur vom Sieg des Tages über die Nacht, des Sommers über den Winter – des Lebens über den Tod? Die Fragen bleiben. Denn wie die Liebe die Gesetze und Ordnungen der Kirche und der Gesellschaft zerbricht, so zerbricht sie auch die vermeintlichen Gewißheiten des Glaubens. Oder *schenkt* sie uns allererst wirkliche Hoffnung? Oder betrügt sie uns? Sind wir vielleicht doch nichts weiter als Abfall – ein Endprodukt für «Schüppe» und «Besen», ohne ein «himmlisches Recycling», wie einer von *Lewis'* Freunden zynisch bemerkt? Dann wäre unser Schmerz nur ein natürlicher Zustand ohne Ziel, Sinn oder Zweck, inmitten einer Natur, die blind und taub ist gegenüber dem Leid der Kreaturen, die sie selber hervorgebracht hat. Und auch das Aufbrechen der Knospen unter dem Schnee erschiene dann als nichts weiter denn als ein Trick des Lebens im Kampf um das Überleben. Doch wie, wenn es so wäre? Wie viele Versuche der Natur endeten nicht schon als mißlungene Experimente? «Als Arzt», sagte vor Jahren ein alter Schulfreund zu mir, «beginnt man von einem bestimmten Zeitpunkt an das Leben nur noch unter der Perspektive von Leid, Krankheit und Tod zu betrachten. In jedem lebenden Organismus steckt schon das Ende, und die Vergänglichkeit grinst uns an sogar schon aus dem blühenden Antlitz eines lachenden Mädchens, einer lächelnden Frau. All unser Tun ist nichts als ein Aufschub. Ein Architekt mag von sich denken, er schaffe ein Bauwerk, das 100 Jahre und länger besteht, ein Priester mag denken, er begleite jemanden auf dem Weg zur Ewigkeit, wir Ärzte halten nur den Zerfall um eine kurze Zeitspanne auf, wir lindern den Schmerz, wir wecken Hoffnung, wo kaum noch Hoffnung besteht, wir sind und bleiben im letzten Handlanger des Todes. *Er* erscheint am Ende allgegenwärtig.»

Und in diese Richtung, in welche bereits die Verwandlung des todversklavten Menschen in «Schüppe» und «Besen» verweist, geht es Stufe um Stufe jetzt höher hinauf, ein mühsamer Weg «fortschreitender» Erkenntnis. In der Traumsymbolik S. FREUDS gilt das *Treppensteigen* als ein Symbol stetig sich steigender, atemlos werdender, orgastischer Lust[42]; *hier,* in dem Grimmschen Märchen, bedeutet das Treppensteigen jedoch allenfalls die Atemlosigkeit einer immer grausiger und gräßlicher erscheinenden Welt. *Die Hände* von Menschen, sonst ein Bild für Begrüßung, Annäherung und Zärtlichkeit, dieses unübertroffene Meisterwerk der Natur, dieses behende Organ, das den Sinn des gesprochenen Wortes zu untermalen und zu akzentuieren vermag, erscheint jetzt als ein bedrohliches Greiforgan des Todes selber: seine knöchernen Finger sind wie der Gestalt gewordene Würgegriff dieses «grausamen Würgers aller Menschen»[43]; so mindestens in der Sicht sterblicher Menschen. Doch in der Sichtweise des «Herrn Gevatters» selbst handelt es sich keinesfalls um Totenfinger, die auf der Treppe zu seiner Wohnung liegen, sondern geradezu um Lebensmittel, um «Skorzonerewurzeln». Sogar die Speise, die man ißt – so muß man dieses Bild wohl deuten –, erscheint in den Augen des «Arztes» als ein Pharmakon des Todes, als Teil seiner schrecklichen Greifhand. Und ist es nicht so? Alles Leben besteht in Stoffwechselvorgängen und Austauschprozessen mit der umgebenden Welt. Doch am Ende wird die ärztliche Diagnose oder Autopsie erweisen, was alles zu dem Tod des Patienten beitrug: das Fleisch, das er aß, das Salz, mit dem er würzte, die Früchte, die er zu sich nahm, die Luft, die er atmete, das Wasser, das er trank – alles, alles war nicht nur ein Lebensmittel, sondern auch ein Werkzeug des Todes, ein Teilmoment des Verschleißes und der Zersetzung. Wir essen den Tod, kein Zweifel. Dabei ist speziell die Schwarzwurzel (Skorzonera hispanica)[44] an sich als ein wirkliches Heilmittel zu betrachten, das aufgrund seiner Zusammensetzung vor allem als Aufbaumittel für den Gesamtorganismus und als Nahrungsmittel der Gehirnfunktion gilt. Doch was hilft's – auch sie erscheint in der Blickrichtung der Angst, unterwegs auf der «Treppe» zum «Hause» des Todes, wie ein Vorbote des Verfalls und der Verwesung, und wenn auch die Schwarzwurzel selbst sich erhält, indem sie sich hineinsenkt in die Erde, so wird sie doch damit zugleich zu einem Symbol für das Schicksal des Menschen: eines baldigen Tages wird man ihn in der Erde vergraben.

Und erst recht *die Totenschädel,* die der «Herr Gevatter» für harmlose Krautköpfe erklärt. Sie sind das Schreckenszeichen des Todes schlechthin. «Ach armer Yorick», hört man SHAKESPEARE'S *«Hamlet»* klagen. «Ich kannte ihn, Horatio; ein Bursch von unendlichem Humor, voll von den herrlichsten Einfällen. Er hat mich tausendmal auf dem Rücken getragen, und jetzt, wie schaudert meine Einbildungskraft davor! mir wird ganz übel. Hier hingen diese Lippen, die ich geküßt habe, ich weiß nicht wie oft. Wo sind nun deine Schwänke? deine Sprünge? deine Lieder, deine Blitze von Lustigkeit, wobei die ganze Tafel in Lachen ausbrach? Ist jetzt keiner da, der sich über dein eigenes Grinsen aufhielte? Alles weggeschrumpft? Nun begib dich in die Kammer der gnädigen Frau und sage ihr, wenn sie auch einen Finger dick auflegt: so'n Gesicht muß sie endlich bekommen; mach sie damit zu lachen! – Sei so gut, Horatio, sage mir dies eine... Glaubst du, daß Alexander in der Erde solchergestalt aussah?... Zu was für schnöden Bestimmungen wir kommen, Horatio! Warum sollte die Einbildungskraft nicht den edlen Staub Alexanders verfolgen können, bis sie ihn findet, wo er ein Spundloch verstopft?... Zum Beispiel so: Alexander starb, Alexander ward begraben, Alexander verwandelte sich in Staub; der Staub ist Erde; aus Erde machen wir Lehm: und warum sollte man nicht mit dem Lehm, worein er verwandelt ward, ein Bierfaß stopfen können? – Der große Cäsar, tot und Lehm geworden, / Verstopft ein Loch wohl vor dem rauhen Norden. / O daß die Erde, der die Welt gebebt, / Vor Wind und Wetter eine Wand verklebt!»[45]

Der grinsende Totenschädel, die leeren Augenhöhlen dort, wo zuvor die Seele selbst hervorzulugen schien, die blekkenden Zahnreihen, wo vormals zwischen der Süße der Lippen die Perlenkette der Zähne hervorschimmerte, die starrenden Backenknochen an der Stelle der weichen, schmiegsamen Wangen, der kahle Schädel dort, wo ehedem der wogende Kranz der Haare im Wind spielte – jede Größe, aller Ruhm, – nichts ist dem Tode heilig oder kostbar. Er muß es verwüsten, er muß das Ebenbild Gottes in das Ebenbild seiner eigenen Fratze verwandeln. Der Totenkopf selbst ist schließlich der Inbegriff aller Schrecken. So malten die Azteken zwei gekreuzte Knochen auf den Rock ihrer Erdgöttin *Tlaçolteotl*[46], und sie schufen damit zusammen mit dem Totenschädel ihres Gottes *Mictlantecutli* das Vorbild der Piratenflagge der Seeräuber in der Karibik: der Schrecken des Todes als der instrumentalisierte Terror tödlicher Bedrohung, das kreatürliche Entsetzen vor der Grimasse des Todes als Mittel der Einschüchterung – der Totenschädel ist das wüsteste Sinnbild der Verwüstung des menschlichen Antlitzes im Verwesungsatem des Todes.

Doch es ist noch eine Steigerung denkbar – die Vision der *vierten* Treppe nach der Meinung des Märchens: der Anblick *der Fische,* die sich selber braten und die, wie man bald schon erfährt, sich selber dem Tod zur Mahlzeit auftragen. Man muß zum Verständnis dieses gespenstischen Symbols daran erinnern, daß vor allem in den *buddhistischen* Märchen *das Selbstopfer der Tiere* geläufig ist. So wird vom *Buddha* erzählt, daß er aus Mitleid mit den Menschen, um ihnen die Schuld zu ersparen, ein Tier töten zu müssen, sich selber als Hase ins Feuer stürzte und demütig opferte[47]. Doch mehr noch: bereits bei den alten *Ägyptern* galt der *Abedju-Fisch* als die erste Werdegestalt eines Verstorbenen[48], und der kleine *Inet-Fisch* war die letzte Verwandlungsform vor der Auferstehung[49]; bis in die Bildersprache der frühen Kirche hinein ist diese Verknüpfung des Fischsymbols mit dem Gedanken der Überwindung des Todes erhalten geblieben[50]. Anders jedoch in dem Grimmschen Märchen auf der vierten Stufe zum Hause des Todes. Die *«Fische»* stehen hier ganz und gar in seinem Dienst; sie bilden seine willfährige Nahrung; sie gehorchen mühelos und schwerelos seinen Wünschen. Die stete Verwandlung von Totem in Leben, wie sie immer wieder in der großen Kreisläufen der Natur sich ereignet, ist an dieser Stelle mithin nicht als ein Bild für die Aufhebung oder Überwindung des Todes zu betrachten, sondern gerade im Gegenteil: sie liefert dem Tod die nötige Nahrung, um sich daran gütlich zu tun. Von dem ewigen Zyklus aus Tod und Leben profitiert infolge diesem Märchen schließlich einzig der Tod selbst; er erhält sich davon am Leben, er *mästet* sich daran, und alles Leben, das die Natur hervorbringt, erscheint in dieser Perspektive nur als Schlachtvieh für den unersättlichen Magen des Todes.

Wer aber ist dann *der Herrscher* der Welt? Man versteht die Kette der Schreckvisionen des «Arztes» auf dem Weg zu seinem «Herrn Gevatter» erst wirklich, wenn man sie von dem Finale her: aus der Perspektive des *Blicks durch das Schlüsselloch* betrachtet. Wer durch die Wand, die den Blick auf die hintergründige und abgründige Wirklichkeit des Lebens verstellt, zu sehen wagt, – was wird der erblicken? Er wird, meint das Märchen bitter genug, erschauen, wie der «Herr Gevatter», *der Tod,* sich in Wahrheit *als Teufel* präsentiert. Der Tod erscheint den Augen des «Arztes» nicht länger mehr als eine bloße Teilkraft innerhalb des natürlichen Lebenskreislaufs, er gilt ihm nicht länger mehr als ein Diener des Lebens, er tritt ihm nunmehr entgegen als der wahre Herrscher der Welt, als ein Nachfahre alter heidnischer Kulte: *Der Ziegenbock* galt im griechischen Mythos als das Reittier der Liebesgöttin *Aphrodite*[51], *der dionysische Hirtengott Pan* war bocksgesichtig[52] – der Bock war die Verkörperung der männlichen Zeugungskraft, eine verkleinerte Ausgabe des Stiers gewissermaßen; zum «Teufel» wurde der Ziegenbock jedoch erst durch die christliche Mission unter den germanischen Stämmen, die ihrem Kriegs- und Wettergott *Wotan* Ziegenböcke zum Opfer brachten[53]. An der Stelle unseres Märchens indessen müssen wir denken, daß die Gestalt des «Herrn Gevatters» in den Augen des «Arztes» gerade dadurch wirklich sich als *«teuflisch»* erweist, daß sie als der Tod sich mit den Attributen der Vitalität und der Zeugungskraft paart: Wäre es wahr, wir liebten uns und brächten durch die Verschmelzung der Leiber neues Leben einzig dazu hervor, um es auszuwerfen als Saatgut des Todes, und es wären unsere besten Kräfte und Energien mithin nichts weiter als Organe der endlosen Blutmühle des Todes, der sadistisch und wollüstig genug ist, selbst die Begegnung von Mann und Frau umzufunktionieren in die Beschaffung der Nahrungsmittel seines unersättlichen Hungers? Es mag sein, daß der Tod seine wirklich teuflische Maske verhüllt, indem er einen Moment lang sich selber ins Bett legt und sich vor den Augen seines Patenkindes, des «Arztes», wie «schlafend» stellt; doch diese Geste ist nichts als Täuschung: was der «Arzt» soeben zu sehen bekam, erscheint ihm selbst jetzt als die wahre, als die grausige Rückseite der Wirklichkeit. In einer Welt, die der Tod regiert, ist *der Teufel* der Herr, und zwischen Zeugung und Tod liegt offenbar sowenig ein Unterschied wie zwischen Tod und Teufel selber. Wenn die Maskeraden fallen und die Wirklichkeit in ihrer Nacktheit sich zeigt, offenbart sie ihr scheußliches Bocksgesicht, – einen Totenkopf mit Hörnern, ein dämonisches Ungeheuer, das zeugt und zerstört, hervorbringt und hinwegschlingt, aussät und jätet, in ewigem Kreislauf.

«Das ist nicht wahr», erklärt der Tod selber am Ende des Grimmschen Märchens. Doch wie wird man den grausigen Anblick der Wirklichkeit des Todes wieder los, wenn man als «Arzt» immer wieder mit dem Tod konfrontiert wird? Der «Arzt», dieses Patenkind des Gevatters Tod, flieht hinaus in die Welt, um nicht ganz und gar den Verstand zu verlieren. Er stürzt sich ins Leben aus Angst, – ein Mann auf der Flucht, der nur leben kann im Vergessen. – ERNST WIECHERTS *«Das einfache Leben»*[54] ist die Beschreibung eines solchen Versuchs, die Vision der Offenbarung des Todes in all seiner Schrecklichkeit zu *vergessen,* indem man sich an die Erde *klammert:* den Garten bestellt, sein Pfeifchen raucht, an den Abenden Mozart spielt – und eines Gottes *vergißt,* der das Leiden der Menschen offenbar nicht weiter beachtet. Man schüttelt in einem solchen Leben die Angst nie mehr ab. Man hört nicht auf, dieser stummen Opferung der Lebewesen beizuwohnen, dieser nicht endenden *«Missa sine nomine»*[55], dieser namenlosen Opferfeier eines unbekannten Gottes, bei dem sich nicht mehr unterscheiden läßt, ob er als Tod oder als Teufel diese Welt beherrscht. Am Ende gibt es gegen den Glauben an einen Gott nur einen einzig wirklichen Einwand: Die Natur als die Schöpfung eines allmächtigen Gottes genügt nicht dem menschlichen Mitleid, dem letztlich ohnmächtigen ärztlichen *Verlangen, helfen* zu wollen im Angesicht des Todes. In den Gesängen der mittelamerikanischen *Azteken* gibt es kein Thema, das so oft und so wehmütig beklagt und besungen worden wäre, wie gerade die Trauer über die Sterblichkeit des Menschen. Es ist dieser Schmerz, mit dem das Grimmsche Märchen von dem *«Herrn Gevatter»* ausklingt, der in den *indianischen* Liedern als die ewige Totenklage des menschlichen Daseins Gestalt gewinnt:

«Je mehr ich weine, desto mehr bin ich betrübt. / Wenn auch mein Herz es niemals wünscht, / muß ich nicht, wenn alles gesagt ist, / in das Land des Geheimnisses gehen? // Hier auf Erden sagen unsere Herzen: / O meine Freunde, wären wir doch unsterblich, / o Freunde, wo ist das Land, wo man nicht stirbt? / Muß ich dorthin gehen? // Lebt dort meine Mutter? Lebt dort mein Vater? / In das Land des Geheimnisses? Mein Herz erzittert. / O, möchte ich nicht sterben, nicht untergehen. / Ich leide, ich fühle Schmerz. // Du hast deine Stätte, die ruhmreiche, verlassen, / o Fürst Tlacauepantzin. / Hier sind wir doch nur Sklaven. / Die Menschen bleiben nur vor ihm, vor Ipalnemoa (sc. dem Schöpfergott, d. V.). // Geburt kommt, Leben kommt auf Erden. / Für eine kleine Weile ist uns geliehen / der Ruhm Ipalnemoas (sc. des Schöpfergottes, d. V.). / Geburt kommt, Leben kommt auf Erden. // Wir kommen nur zu schlafen, / wir kommen nur zu träumen: / Nicht wirklich kommen wir zu leben / auf die Erde. // Frühlingsgras sind wir geworden, / es kommt, flattert, schlägt Knospen aus. / Unser Herz, die Blume unseres Leibes, / öffnet ein paar Blätter; dann schwindet sie dahin.»[56]

Warum? Diese radikale metaphysische Frage steht am Ende dieses Grimmschen Märchens. Sie steht zugleich am Anfang des parallelen Grimmschen Märchens «Der Gevatter Tod».

2. Der Gevatter Tod (KHM 44)

Es hatte ein armer Mann zwölf Kinder und mußte Tag und Nacht arbeiten, damit er ihnen nur Brot geben konnte. Als nun das dreizehnte zur Welt kam, wußte er sich in seiner Not nicht zu helfen, lief hinaus auf die große Landstraße und wollte den ersten, der ihm begegnete, zu Gevatter bitten. Der erste, der ihm begegnete, das war der liebe Gott, der wußte schon, was er auf dem Herzen hatte, und sprach zu ihm: «Armer Mann, du dauerst mich, ich will dein Kind aus der Taufe heben, will für es sorgen und es glücklich machen auf Erden.» Der Mann sprach: «Wer bist du?» «Ich bin der liebe Gott.» «So begehr ich dich nicht zum Gevatter», sagte der Mann, «du gibst dem Reichen und lässest den Armen hungern.» Das sprach der Mann, weil er nicht wußte, wie weislich Gott Reichtum und Armut verteilt. Also wendete er sich von dem Herrn und ging weiter. Da trat der Teufel zu ihm und sprach: «Was suchst du? Willst du mich zum Paten deines Kindes nehmen, so will ich ihm Gold die Hülle und Fülle und alle Lust der Welt dazu geben.» Der Mann fragte: «Wer bist du?» «Ich bin der Teufel.» «So begehr ich dich nicht zum Gevatter», sprach der Mann, «du betrügst und verführst die Menschen.» Er ging weiter, da kam der dürrbeinige Tod auf ihn zugeschritten und sprach: «Nimm mich zu Gevatter.» Der Mann fragte: «Wer bist du?» «Ich bin der Tod, der alle gleich macht.» Da sprach der Mann: «Du bist der rechte, du holst den Reichen wie den Armen ohne Unterschied, du sollst mein Gevattersmann sein.» Der Tod antwortete: «Ich will dein Kind reich und berühmt machen, denn wer mich zum

Freunde hat, dem kann's nicht fehlen.» Der Mann sprach: «Künftigen Sonntag ist die Taufe, da stelle dich zu rechter Zeit ein.» Der Tod erschien, wie er versprochen hatte, und stand ganz ordentlich Gevatter.
Als der Knabe zu Jahren gekommen war, trat zu einer Zeit der Pate ein und hieß ihn mitgehen. Er führte ihn hinaus in den Wald, zeigte ihm ein Kraut, das da wuchs, und sprach: «Jetzt sollst du dein Patengeschenk empfangen. Ich mache dich zu einem berühmten Arzt. Wenn du zu einem Kranken gerufen wirst, so will ich dir jedesmal erscheinen; steh ich zu Häupten des Kranken, so kannst du keck sprechen, du wolltest ihn wieder gesund machen, und gibst du ihm dann von jenem Kraut ein, so wird er genesen; steh ich aber zu Füßen des Kranken, so ist er mein, und du mußt sagen, alle Hilfe sei umsonst, und kein Arzt in der Welt könne ihn retten. Aber hüte dich, daß du das Kraut nicht gegen meinen Willen gebrauchst, es könnte dir schlimm ergehen.»
Es dauerte nicht lange, so war der Jüngling der berühmteste Arzt auf der ganzen Welt. «Er braucht nur den Kranken anzusehen, so weiß er schon, wie es steht, ob er wieder gesund wird oder ob er sterben muß», so hieß es von ihm, und weit und breit kamen die Leute herbei, holten ihn zu den Kranken und gaben ihm so viel Gold, daß er bald ein reicher Mann war. Nun trug es sich zu, daß der König erkrankte; der Arzt ward berufen und sollte sagen, ob Genesung möglich wäre. Wie er aber zu dem Bette trat, so stand der Tod zu den Füßen des Kranken, und da war für ihn kein Kraut mehr gewachsen. «Wenn ich doch einmal den Tod überlisten könnte», dachte der Arzt, «er wird's freilich übelnehmen, aber da ich sein Pate bin, so drückt er wohl ein Auge zu: ich will's wagen.» Er faßte also den Kranken und legte ihn verkehrt, so daß der Tod zu Häupten desselben zu stehen kam. Dann gab er ihm von dem Kraute ein, und der König erholte sich und ward wieder gesund. Der Tod aber kam zu dem Arzte, machte ein böses und finsteres Gesicht, drohte mit dem Finger und sagte: «Du

hast mich hinter das Licht geführt: diesmal will ich dir's nachsehen, weil du mein Pate bist, aber wagst du das noch einmal, so geht dir's an den Kragen, und ich nehme dich selbst mit fort.»

Bald hernach verfiel die Tochter des Königs in eine schwere Krankheit. Sie war sein einziges Kind, er weinte Tag und Nacht, daß ihm die Augen erblindeten, und ließ bekanntmachen, wer sie vom Tode errettete, der sollte ihr Gemahl werden und die Krone erben. Der Arzt, als er zu dem Bette der Kranken kam, erblickte den Tod zu ihren Füßen. Er hätte sich der Warnung seines Paten erinnern sollen, aber die große Schönheit der Königstochter und das Glück, ihr Gemahl zu werden, betörten ihn so, daß er alle Gedanken in den Wind schlug. Er sah nicht, daß der Tod ihm zornige Blicke zuwarf, die Hand in die Höhe hob und mit der dürren Faust drohte; er hob die Kranke auf und legte ihr Haupt dahin, wo die Füße gelegen hatten. Dann gab er ihr das Kraut ein, und alsbald röteten sich ihre Wangen, und das Leben regte sich von neuem.

Der Tod, als er sich zum zweitenmal um sein Eigentum betrogen sah, ging mit langen Schritten auf den Arzt zu und sprach: «Es ist aus mit dir, und die Reihe kommt nun an dich», packte ihn mit seiner eiskalten Hand so hart, daß er nicht widerstehen konnte, und führte ihn in eine unterirdische Höhle. Da sah er, wie tausend und tausend Lichter in unübersehbaren Reihen brannten, einige groß, andere halbgroß, andere klein. Jeden Augenblick verloschen einige, und andere brannten wieder auf, also daß die Flämmchen in beständigem Wechsel hin und her zu hüpfen schienen. «Siehst du», sprach der Tod, «das sind die Lebenslichter der Menschen. Die großen gehören Kindern, die halbgroßen Eheleuten in ihren besten Jahren, die kleinen gehören Greisen. Doch auch Kinder und junge Leute haben oft nur ein kleines Lichtchen.» «Zeige mir mein Lebenslicht», sagte der Arzt und meinte, es wäre noch recht groß. Der Tod deutete auf ein kleines Endchen, das eben auszugehen drohte, und sagte:

«Siehst du, da ist es.» «Ach, lieber Pate», sagte der erschrockene Arzt, «zündet mir ein neues an, tut mir's zuliebe, damit ich meines Lebens genießen kann, König werde und Gemahl der schönen Königstochter.» «Ich kann nicht», antwortete der Tod, «erst muß eins verlöschen, eh ein neues anbrennt.» «So setzt das alte auf ein neues, das gleich fortbrennt, wenn jenes zu Ende ist», bat der Arzt. Der Tod stellte sich, als ob er seinen Wunsch erfüllen wollte, langte ein frisches großes Licht herbei; aber weil er sich rächen wollte, versah er's beim Umstecken absichtlich, und das Stückchen fiel um und verlosch. Alsbald sank der Arzt zu Boden und war nun selbst in die Hand des Todes geraten.

Tiefenpsychologische Deutung

Die Fassung dieses Märchens bietet als erstes Gelegenheit, einmal exemplarisch auf ein Problem einzugehen, das sich bei der Interpretation von Märchen, Mythen und Träumen immer wieder stellt: das Problem der Vielschichtigkeit der Überlieferung bzw. der Dubletten. Es ist offenkundig, daß die Geschichte von dem *«Gevatter Tod»* im Grunde nur eine Variante der Erzählung von dem *«Herrn Gevatter»* darstellt. *Die Parallelen* sind rasch aufgezählt: hier wie dort erwählt sich ein armer Mann den Tod zum Gevatter seines Kindes; hier wie dort verleiht der Tod seinem Patenkind die Fähigkeit, die Stellung des Todes am Krankenbett wahrzunehmen und den Patienten mit Hilfe eines Medikaments aus den Händen des Todes zu heilen; hier wie dort droht nach anfänglichem Erfolg das Kind des Königs zu sterben; hier wie dort trifft am Ende das Patenkind den Gevatter Tod. Kein Zweifel, bei einer so weitgehenden *Übereinstimmung* müssen beide Geschichten aus ein und derselben Wurzel hervorgegangen sein.

Was aber soll daraus folgen? – In historischer Absicht müßte man versuchen, entweder die eine Geschichte auf die andere zurückzuführen oder aber eine gemeinsame Ausgangsform beider Erzählungen zu rekonstruieren. Den Ansatz dazu können allein *die Unterschiede* zwischen den beiden Geschichten liefern, die in der Tat, trotz aller Ähnlichkeiten, recht erheblich sind. In der Geschichte *«Der Gevatter Tod»* ist vor allem die «Einleitung» geradezu dramatisch verändert: nicht in einem Traum, sondern durch aktives Suchen findet der arme Mann den Tod als den rechten Paten seines Kindes, nachdem er zuvor den «lieben Gott» sowohl wie den «Teufel» abgelehnt hat. Daß der Tod seinem Patenkind *hier* statt des heilenden Wassers *ein Kraut* übergibt, erscheint demgegenüber als nur geringfügige Abweichung; die Art hingegen, wie der Tod mit seinem Patenkind in den Wald geht und ihm den Gebrauch des Krautes erklärt, ist deutlich prägnanter gefaßt als in der Geschichte von dem *«Herrn Gevatter»*. Dafür verzichtet das Märchen von dem *«Gevatter Tod»* seinerseits auf das Stilmittel der dreimaligen Wiederholung: statt daß des Königs Kind zweimal tödlich erkrankt, um beim drittenmal unwiderruflich zu sterben, schildert das Märchen von dem *«Gevatter Tod»,* daß des Todes Patenkind *einmal* den König des Landes gegen den Willen des Todes rettet und schließlich, trotz aller Warnung, sogar ein *zweites* Mal den Akt seines Ungehorsams gegenüber dem Gevatter Tod erneuert, indem es des Königs Tochter, in der Hoffnung, sie zur Belohnung heiraten zu dürfen, vor dem Tode bewahrt. Der Inhalt beider Märchen ist *an dieser Stelle* so unterschiedlich, daß einzig das auffallende Motiv von der Stellung des Todes am Krankenbett in beiden Fassungen noch übereinstimmt. Insbesondere der Schlußteil des Märchens vom *«Gevatter Tod»* fällt demgemäß sehr anders aus als in der Erzählung von dem *«Herrn Gevatter»:* wohl begegnet auch hier der «Arzt» dem Tod, aber es ist nicht er, der den Tod aufsucht, sondern umgekehrt: er selber wird vom Tod heimgesucht und hinweggerafft: Eben darin liegt denn auch die entscheidende Differenz zwischen den beiden Märchen: während die Geschichte von dem *«Herrn Gevatter»* im Grunde einen «Arzt» zeigt, der an der Allmacht des Todes, die er bis zum Alptraumartigen *akzeptiert,* seelisch zerbricht, schildert das Märchen vom *«Gevatter Tod»* einen Menschen, der gegen den Tod revoltiert, und sei es um den Preis des eigenen Untergangs. Beide Märchen beschreiben somit zwei grundverschiedene Weisen, wie man unter an sich gleichen Ausgangsbedingungen auf den Tod zu reagieren vermag: Gehorsam und Flucht auf der einen Seite, Ungehorsam und Untergang auf der anderen Seite; – was, so muß man sich existentiell weit mehr als historisch fragen, ist «früher»: das eine oder das andere?

Es ist bezeichnend, daß die Frage nach einer früheren Fassung des Märchens sich mit *philologischen* Mitteln allein nicht beantworten läßt: es ist nicht möglich, die eine Märchenfassung für «früher» zu erklären als die andere. Gleichwohl läßt sich immerhin beobachten, daß die Geschichte vom *«Gevatter Tod»* weit genauer und detailfreudiger erzählt ist als das Märchen von dem *«Herrn Gevatter»*. Was dort mehr angedeutet als bezeichnet wird, nennt das Märchen vom *«Gevatter Tod»* ohne Zögern beim Namen: der arme Mann, der für sein Kind um einen Paten nachsucht, hat nicht «viele» Kinder, sondern exakt 12, und sein Sorgenkind ist das 13; der Gevatter selbst bleibt nicht auf merkwürdige Weise unbestimmt – als «der erste, der ihm begegnete» –, sondern er tritt von Anfang an klar in Erscheinung als «der dürrbeinige Tod»; die Tätigkeit des Patensohns wird nicht unter Vermeidung einer eindeutigen Berufsbezeichnung lediglich als Tatbestand geschildert; es wird präzis gesagt, daß er «der berühmteste Arzt auf der ganzen Welt» ward; vor allem tritt die Eigenaktivität des Todes gegen Ende der Geschichte viel genauer in Erscheinung. Doch bedeutet all das schon, daß die Geschichte von dem *«Gevatter Tod»* etwa aus der Erzählung von dem *«Herrn Gevatter»* herausgesponnen wäre? Wohl kaum. Dafür ist vor allem der Schluß von der «Bestrafung» des ungehorsamen Patenkindes durch den Tod viel zu eigenständig; überhaupt wirkt die Geschichte von dem *«Gevatter Tod»* weit geschlossener, in sich besser gefügt und spannender erzählt als das Märchen von dem *«Herrn Gevatter»;* dieses zerfällt im Grunde in zwei Teile, deren zweiter trotz des Motivs von dem Sterben des Königskindes eher als äußerlich angehängt erscheint: – erst die Interpretation kann zeigen, daß der Besuch des Patenkindes bei seinem Herrn Gevatter sich aus dem Erleben des Todes selbst ergibt. – So betrachtet, ist eigentlich nur das Motiv von dem *Tod als Gevatter* selbst als der gemeinsame Ursprung beider Geschichten anzusehen sowie das *Motiv von dem Beachten der Konstellation des Todes am Krankenbett,* eine Kunst, die in beiden Märchen als die spezifische Befähigung eines Arztes betrachtet wird. Auf eine Abhängigkeit des einen Märchens von dem anderen indessen läßt sich unter diesen Umständen nicht schließen.

Wie wenig zwischen den Märchenfassungen literarische Abhängigkeiten sich konstruieren lassen, läßt sich zusätzlich an einer dritten Variante des Märchens zeigen. Denn wie um die Sache noch ein bißchen zu verkomplizieren, überliefert LUDWIG BECHSTEIN unter dem Titel *«Gevatter Tod»* ein weiteres Märchen, das sich als eine recht genaue, nur etwas weitschweifiger erzählte Abwandlung der *Grimmschen* Erzählung erweist[1]; lediglich in einem nicht unwichtigen Detail ist die BECHSTEINsche Fassung in ihrer dramatischen Gestaltung der Grimmschen Geschichte literarisch überlegen: als der König des Landes zu sterben droht, berichtet BECHSTEIN, da sah der junge, ob seiner Erfolge weltberühmte Arzt «zwei Gestalten an dessen Lager stehen, zu Häupten die schöne weinende Königstochter, und zu Füßen den kalten Tod. Und die Königstochter flehte ihn so rührend an, den geliebten Vater zu retten, aber die Gestalt des finstern Paten wich und wankte nicht.» In dieser Situation, aus Mitleid mit der schönen Königstochter und aus Liebe zu ihr, beschließt der «Arzt», den König zu retten, indem er das Bett, darauf der Kranke liegt, umdrehen läßt; als wenig später dann die Königstochter selbst erkrankt und der Tod erneut, in Bereitschaft, ihr Leben zu fordern, sich an das Fußende ihres Krankenlagers stellt, wendet der «Arzt», «in Liebe entbrannt gegen die reizende Königstochter», noch einmal die gleiche List an – und büßt für die Rettung des fremden geliebten Lebens mit seinem eigenen.

Hält man alle drei Fassungen des Motivs von dem «Tod als Gevatter» nebeneinander, so gibt es *überlieferungsgeschichtlich* tatsächlich entfernt ein frühes *isländisches* Vorbild, das «auf den 1339 verstorbenen Bischof *Jon Halldorrsson* zurückgeführt wird. Nach dieser Erzählung ‹Der Königssohn und der Tod› gewinnt ein König *Mors,* den Tod, für seinen Sohn als Weisheitslehrer. Mors vermittelt seinem Schüler die Kunst, am Krankenbett aufgrund der Stellung des Todes Leben oder Sterben des Patienten vorherzusagen. Der Königssohn überlistet den Tod, als dieser ihn selbst holen will, und stirbt schließlich im Alter von zweihundert Jahren freiwillig und lebenssatt. Von Gevatterschaft und von einem armen Manne ist hier noch nicht die Rede.»[2] Vor allem aber ist das entscheidende Motiv der Grimmschen und der Bechsteinschen Fassung von «Gevatter Tod»: die Rettung des Königskindes gegen den Willen des Todes und die Bestrafung dafür, in dieser frühen Erzählung noch nicht enthalten; es scheint tatsächlich gegenüber dem «egoistischen» Streben, sich selbst vor dem Tode zu schützen, sekundär zu sein. Das Motiv hingegen, «daß ein Arzt, Heilkundiger oder Wahrsager den Tod, mit dem er im Bunde steht, am Krankenlager sehen kann und mit Hilfe dieser Fähigkeit den in der Regel vergeblichen Versuch macht, den Tod zu überlisten», besitzt «zahlreiche Parallelen in inner- und außereuropäischen Kulturen bis hin nach China»[3]. Hier also haben wir es mit relativ altem, ursprünglichem Traditionsmaterial zu tun. Was aber soll aus diesem Befund folgen? Es gibt, philologisch gesehen, Motive, Anklänge, Parallelen des Motivs von dem «Tod als Helfer», doch erscheint es als unmöglich, literarkritisch eine der Erzählvarianten aus der anderen abzuleiten oder eine allen gemeinsame Stammform erschließen zu wollen; statt dessen stehen wir vor der Aufgabe, jede der einzelnen Geschichten in ihrer Eigenart zu interpretieren und dabei die verschiedenen Fassungen nicht in Konkurrenz gegeneinander zu stellen, sondern ihre Verschiedenheit als einen wechselseitigen Kommentar zueinander zu verstehen, der die Aussagebreite des Grundmotivs möglichst zu komplettieren hilft. Nicht eine reduzierte Urform, sondern eine facettenreich komponierte Gesamtform zu erstellen muß daher das Ziel einer adäquaten Deutung sein[4]. Wir werden dann sehen, daß die beiden Märchen von dem *«Herrn Gevatter»* und dem *«Gevatter Tod»* einander ergänzen wie die linke und die rechte Hand, indem sie die beiden möglichen Einstellungen des Menschen gegenüber dem Tod alternativ formulieren: zwischen Geborgenheit und Protest, zwischen Wahnsinn und Untergang, zwischen psychischem oder physischem Scheitern an der unbesiegbaren Daseinsmacht Tod.

Im Vergleich der verschiedenen Fassungen lernen wir als erstes aus der BECHSTEINschen Variante des Märchens vom *«Gevatter Tod»,* was *sein Titel* wirklich bedeutet und woher die Vorstellung von dem *Tod als Gevatter* stammt. «Und am Sonntag», heißt es in der Fassung von L. BECHSTEIN, «kam richtig der Tod, und ward ein ordentlicher Dot, das ist Taufpat des Kleinen.»[5] «Das verbreitete Dialektwort ‹Dot› für ‹Gevatter› bzw. ‹Taufpate› ist... heute noch aus dem Fränkischen in der Form ‹dott› und dem Schwäbischen in der Form ‹dote› geläufig. Diese beiden Worte miteinander in Verbindung zu bringen, wie es in unserem Märchenstoff geschehen ist, legte sich desto mehr nahe, als in der Aussprache der beiden Worte für das Ohr des Laien nur geringe Unterschiede bestehen und die Schreibweise im 16. Jahrhundert sogar gleich sein konnte. Hans Sachs schreibt in seinem Nürnberger Fränkisch auch das Wort für den ‹Tod› in der Form ‹dot›; ja es läßt sich gelegentlich nicht einmal endgültig entscheiden, welches der beiden Worte gemeint ist – Tod oder Dot, so am Schluß seines Meisterlieds:

Der arczt loff rab, sprach sein gepete, / Der Dot (Gevatter oder Tod?) im pald sein Hals umdrehte, / Sprach: ‹Nun pistu mein aygen gar.› / Darumb ist das alt sprichtwort war, / Keyn kraut sey fuer den Dot gewachsen; / Wirt auch verschonen nit Hans Sachsen.»[6]

Fragt man nach der Bedeutung, die ein solches Wortspiel von Tod und Dot (Gevatter) historisch einmal besessen haben mag, so läßt sich an die Zeit der *Täuferbewegung* um 1525 denken: wer damals nicht einen Dot (Paten) zur Kindtaufe holte, den konnte selber der landesherrlich verfügte Tod holen[7]. Ganz unwahrscheinlich scheint es jedoch, daß in dem Grimmschen (und Bechsteinschen) Märchen derartige historische Anspielungen noch mitgemeint sein sollten, kommt es in der Erzählung der Brüder Grimm doch gerade *nicht* darauf an, zwischen Tod und Taufpaten zu *wählen,* sondern im Gegenteil: es gilt, den Tod geradewegs als den rechten Paten eines (jeden?) Arme-Leute-Kindes zu erkennen[8]. Damit stehen wir allerdings bei der für ein Grimmsches Märchen völlig singulären Einleitung der Geschichte vom *«Gevatter Tod»:* bei der Entscheidung des armen Mannes, in der Wahl zwischen den drei Gestalten: Gott, Teufel und Tod, einzig den letzteren sich als Paten seines 13. Kindes zu erwählen.

Die Ouvertüre des Märchens ist von einer unerhörten sozialkritischen Wucht, die uns hilft, auch die Einleitung des Märchens von dem *«Herrn Gevatter»* rückblickend noch ein Stück besser zu verstehen. Während wir dort die Patenschaft des Todes über das Kind armer Leute als eine einfache Tatsache, buchstäblich mit «traumhafter» Sicherheit hinnehmen mußten, setzt das Märchen vom *«Gevatter Tod»* eine klar getroffene, bewußte Entscheidung des «armen Mannes» an den Anfang: er lehnt den «lieben Gott» als Taufpaten seines Kindes ab, weil, so hält er Gott vor, «du gibst den Reichen und lässest den Armen hungern». Wenn irgend in einem Märchen konkrete Spuren von Gesellschaftskritik und Religionskritik sich finden lassen, so enthält die Geschichte vom *«Gevatter Tod»* in diesem einen Satz die Zusammenfassung aller Gefühle der Ohnmacht, des Zorns, der Resignation und der Gleichgültigkeit, mit denen die «armen Leute» seit eh und je den «Tröstungen» der Theologen und der Ideologen aus Kirche und Gesellschaft gegenüberstehen.

Da ist zum einen das typische Problem der Armut, das noch heute vor allem in den Ländern der Dritten Welt katastrophale Ausmaße und Auswirkungen erlangt: die viel zu hohe Kinderzahl. Kinder, sagt das Sprichwort, sind das Brot der Armen; sie ersetzen in Gesellschaften, denen jedwede Form von Sozialversicherung, Altersversorgung, Krankenhausgeld, Arbeitslosenunterstützung u. ä. prinzipiell fremd ist, die mangelnde Hilfe sowohl in den unvorhersehbaren wie in den absehbaren Krisenfällen des Lebens. Verständlich daher, daß aus der Armut ein Zuviel an Kindern und aus dem Zuviel an Kindern wiederum ein noch Mehr an Armut hervorgeht – ein unablässiger Teufelskreis, der offensichtlich schwer zu durchbrechen ist[9]; das Unheil und Unglück aber, das diesem *circulus vitiosus* entsteigt, findet eine nahezu zynische Begründung und Bestätigung noch heute in den Lehren z. B. katholischer Moraltheologen, die alle Verfahren künstlicher Empfängnisverhütung als «schwere Sünde» kennzeichnen und mit höchster Autorität selbst in Ländern wie Nigeria oder Indonesien, die von dem enormen Bevölkerungszuwachs förmlich erstickt werden, den Leuten in unverdrossenem Gottvertrauen zu noch mehr Kindern «Mut zusprechen»[10]. Das Grimmsche Märchen beschreibt eindringlich, wie der arme Mann «Tag und Nacht arbeiten» muß, um seine 12 Kinder mühsam zu ernähren, und wie er der Geburt des 13. Kindes schließlich völlig hilflos gegenübersteht; dieses Kind bedeutet schon der Zahl nach für ihn soviel wie das leibhaftige Unglück. Wieviel Zorn und Erbitterung muß das Volk in den Jahrhunderten der Ausbeutung und der Unterdrückung durch Kleriker und Feudalherren in sich aufgenommen haben, daß dieses Grimmsche Märchen vom *«Gevatter Tod»* meint, die armen Leute würden aus der Hand des «lieben Gottes», selbst wenn er ihnen auf der Straße begegnete und ihnen alle Hilfe anböte, durchaus kein Stück Brot mehr annehmen! Zu oft haben offenbar die Theologen der Kirche den Leuten im Namen Gottes gepredigt, was sie zu tun haben und was sie nicht zu tun haben, und all ihr Reden hat das Elend nicht verhindert, sondern nur vermehrt.

In dieser Perspektive betrachtet, scheint es eine erwiesene Tatsache zu sein, daß «Gott» *ein Gott der Reichen* ist: für die Leute, denen es gut geht, gibt es einen *«lieben»* Gott, und alles, was dieser *«liebe»* «Gott» zu sagen hat und durch seine kirchlichen Bediensteten sagen läßt, dient offensichtlich nur dazu, die Reichen immer reicher und die Armen immer ärmer zu machen, indem er den einen alle Rechte, den anderen alle Pflichten zuerteilt. «Im Jahre 1834», schrieb beispielsweise GEORG BÜCHNER im *«Hessischen Landboten»,* just zur Entstehungszeit der Grimmschen Märchensammlung, «sieht es so aus, als würde die Bibel Lügen gestraft. Es sieht aus, als hätte Gott die Bauern und Handwerker am fünften Tage und die Fürsten und Vornehmen am sechsten gemacht, und als hätte der Herr zu diesen gesagt: ‹Herrschet über alles Getier, das auf Erden kriecht›, und hätte die Bauern und Bürger zum Gewürm gezählt. Das Leben der Vornehmen ist ein langer Sonntag: sie wohnen in schönen Häusern, sie tragen zierliche Kleider, sie haben feiste Gesichter und reden eine eigene Sprache; das Volk aber liegt vor ihnen wie Dünger auf dem Acker. Der Bauer geht hinter dem Pflug, der Vornehme aber geht hinter ihm und dem Pflug und treibt ihn mit den Ochsen am Pflug, er nimmt das Korn und läßt ihm die Stoppeln. Das Leben des Bauern ist ein langer Werktag; Fremde verzehren seine Äcker vor seinen Augen, sein Leib ist eine Schwiele, sein Schweiß ist das Salz auf dem Tische des Vornehmen.»[11] Und Gott im Himmel? Die Angehörigen des Ersten Standes, die Abgeordneten der Kirche haben versichert und werden versichern, daß es so Sein Wille sei, daß es so die staatliche Ordnung verlange und daß als ein Anarchist gelten müsse, wer daran etwas ändern wolle. Am Ende wird es zu einer Frage der Selbstachtung, inwieweit man einen solchen «Gott», der stets nur «lieb» ist zu den Reichen, noch weiter anzubeten willig ist. Es ist nicht so, als ob der «Arme» des Grimmschen Märchens im Sinne des aufgeklärten Atheismus an keinen Gott mehr glauben würde, er kennt den «lieben Gott», aber er wagt es, diesem «Gott» die Anerkennung zu verweigern, und zwar nicht im Namen einer anderen, besseren Religion, sondern einzig gestützt auf das Gefühl, daß dieser Gott nichts weiter ist als ein parteilicher und ungerechter Gott, dessen «Drohung» darin besteht, der Ausbeutung und dem Unrecht feierliche Namen der Rechtfertigung zu verleihen.

Man muß, um diese Mentalität sich wirklich klarzumachen, all die Menschen vor sich sehen, die in ihrer Not und in ihrer Armut aus der Kirche, aus der offiziellen Religion, vertrieben worden sind; sie kennen keinen anderen Ort, an dem sie zu Hause sein könnten; sie sind außerstande, geistig eine eigene Position gegenüber den Lehrmeinungen der Kirche aufzubauen; sie wissen nur ganz einfach, daß ihnen, sobald dieser Gott zu ihnen redet oder sobald von ihm die Rede an sie geht, chronisch Unrecht geschieht und daß sie es sich selber schon von daher schuldig sind, einem solchen Reiche-Leute-Gott sich strikt und energisch zu verweigern. Ihr Standpunkt ist für theologische Gedankenführungen absolut unerreichbar. Sie sagen sich nicht, wie BÜCHNER es im *«Hessischen Landboten»* lehren wollte: ein Gott, der stets auf seiten der Reichen steht, ist kein Gott; Gott, wenn es ihn gibt, ist der Gott *aller* Menschen, und insbesondere nimmt er sich der Armen an und will nicht, daß sie von den «Vornehmen» gequält und geschunden werden. Sie sprechen allenfalls wie BÜCHNERS *«Woyzeck»* zugunsten seines unehelichen Kindes zu seinem Hauptmann: «Herr Hauptmann, der liebe Gott wird den armen Wurm nicht drum ansehen, ob das Amen drüber gesagt ist, eh er gemacht wurde. Der Herr sprach: Lasset die Kleinen zu mir kommen.»[12] In solchen Worten spricht sich eine Güte aus, an die man glauben muß, um zu leben, an die man aber nicht glauben mag, weil sie erfahrbar nicht existiert. Es ist, wenn man so will, ein *verzweifelter* Glaube an einen Gott, den es geben müßte, der aber nicht wirklich erfahrbar wird, sondern nur als ein aussichtsloses Gedenken gegenwärtig ist. «Sehen Sie, Herr Hauptmann», fährt deshalb BÜCHNERS *Woyzeck* fort, «Geld, Geld! Wer kein Geld hat. – Da setz einmal eines seinesgleichen auf die Moral in die Welt! Man hat auch sein Fleisch und Blut. Unsereins ist doch einmal unselig in der und der andern Welt. Ich glaub, wenn wir in Himmel kämen, so müßten wir donnern helfen.»[13] «Sehen Sie – wir gemeine Leut, das hat keine Tugend, es kommt einem nur so die Natur; aber wenn ich ein Herr wär und hätt ein' Hut und eine Uhr und eine Anglaise und könnt vornehm reden, ich wollt schon tugendhaft sein. Es muß was Schönes sein um die Tugend, Herr Hauptmann. Aber ich bin ein armer Kerl.»[14]

Dieses Gefühl einer endgültigen Verlorenheit in Zeit und Ewigkeit charakterisiert wohl am besten die Haltung des «armen Mannes» mit seinen 13 Kindern in dem Grimmschen Märchen. Nur von diesem Empfinden her ist verstehbar, was sonst ganz widersinnig scheinen müßte: daß der Arme das Hilfsangebot des «lieben Gottes» bedenkenlos in den Wind schlägt. An sich sollte man glauben, daß ein Habenichts und Hungerleider wie dieser Arme froh wäre um jede Hilfe, die ihm geboten wird – und nun gar die Hilfe des «lieben Gottes» selber! Aber es ist bereits der Tonfall und die Sprache, in welcher der «liebe Gott» redet, die beleidigend, weil herablassend wirken muß: Es trieft von «christlicher Barmherzigkeit», wenn der «liebe Gott» erklärt: «Armer Mann, du dauerst mich, ich will dein Kind aus der Taufe heben, will für es sorgen und es glücklich machen auf Erden.» Was dem Armen zusteht, ist nicht Mitleid und «Bedauern», sondern die Erfüllung seines Anspruchs auf Recht und Gerechtigkeit. Nicht ein gnädiges Almosen, sondern die Anerkennung seines Wertes als Mensch und des Wertes seiner Arbeit würde eine wirkliche «Hilfe» für ihn bedeuten. Und auch der «liebe Gott» scheint in dem Grimmschen Märchen erst einmal lernen zu müssen, daß man von «Güte», «Mitleid» und «Nächstenliebe» nicht sprechen kann, solange man einem Menschen die elementaren Rechte der Gleichberechtigung und der Gleichwertigkeit verweigert. Es ist gerade die Mischung aus objektiver Erniedrigung und Ausbeutung, drapiert mit den Ausnahmewerken christlicher Mildtätigkeit aus *Erbarmen,* versetzt noch zusätzlich mit der bigotten Kanzelsprache des Klerikerdeutschs («Du dauerst mich»), die dem Armen auf die Dauer die Galle hochtreibt. Sein Stolz und seine Würde sind ihm schließlich mehr wert als die Speichelleckerei einer ewig geschuldeten Dankbarkeit gegenüber der «Ungeschuldetheit» göttlicher Gnade[15]. – Freilich, das ist der Standpunkt des *Armen.* Die beamteten Diener des «lieben Gottes» werden ihm alsbald erklären, daß er jetzt erst recht ein unmoralischer, undankbarer, trotziger und unverantwortlich bösartiger Mensch sei: wie kann er im Anblick seiner hungernden Kinder die angebotene Hilfe aus der Hand des allmächtigen Gottes anzunehmen sich weigern! Solch einen Hochmut *müssen* die Hochstehenden strafen, im Namen des allerhöchsten Gottes. Aber ist der «Arme» wirklich ein böser Mensch? Ist er, der Gott verwirft, deswegen schon ein Parteigänger des Bösen und ein Kind der Hölle?

Das Erstaunliche an dem Grimmschen Märchen vom *«Gevatter Tod»* ist nicht allein der Widerspruch des Armen gegenüber dem Hilfsangebot des «lieben Gottes», mindestens ebenso erstaunlich ist die wie selbstverständliche *Moralität,* die der Arme sich bewahrt, indem er *den Teufel zurückweist.* Man hat gemeint, die Gestalt des Teufels sei an dieser Stelle erst von den Brüdern Grimm nachträglich eingetragen worden, um den Protest des Armen gegen den Gott der Reichen unter dem Druck der Restauration seit dem Wiener Kongreß von 1815 abzuschwächen[16], und dafür scheinen tatsächlich einige Indizien zu sprechen. So kennt die Erstfassung des Märchens von 1812, welche die Brüder Grimm nach einer hessischen Überlieferung publizierten, die Begegnung des Armen mit dem Teufel noch nicht, und der Gedanke liegt daher wirklich nahe, daß die Brüder Grimm seine Gestalt später eingetragen haben, um die ursprüngliche Gotteskritik der Erzählung abzuschwächen. Für eine solche Annahme spricht zudem, daß die Brüder Grimm bereits in der Fassung von 1819 die Worte, mit denen der Arme das Hilfsangebot Gottes ausschlägt, im Sinne der christlichen Dogmatik auf ihre Weise mit dem Einschub zurechtrücken: «Das sprach der Mann, weil er nicht wußte, wie weislich Gott Reichtum und Armut verteilt. Also wendete er sich von dem Herrn ab.» M.a.W.: die Haltung des Armen ist eine *Sünde,* sie ist ganz wörtlich «Abwendung vom Herrn»[17], und sie ist geboren aus einer Blindheit und Torheit, die nicht sehen will noch kann, wie gütig und gerecht die Ordnung des Schöpfers der Welt und des Gestalters der menschlichen Geschichte doch ist. Auch die Fassung des Märchens bei L. BECHSTEIN unterstreicht diese Tendenz: Während ursprünglich (1812) in dem Grimmschen Märchen der Arme den «lieben Gott» einfach stehenläßt, «wendet er sich» in der Fassung von 1819 in besagter Form «von dem Herrn ab»; aber ist es möglich, muß man sich nun doch theologisch fragen, daß *ein Mensch* sich *von Gott* lossagt? Kein Zweifel, es muß sich umgekehrt verhalten: bei L. BECHSTEIN ist es konsequenterweise Gott selber, der von dem Armen fortgeht – zur Strafe für seine Undankbarkeit; daß es dem Armen so schlecht geht, ist mithin als Folge seiner Gottlosigkeit zu verstehen, und recht geschieht ihm, soll man denken, wenn auf einem solchen Menschen der Segen Gottes (in Gestalt von Reichtum und Wohlstand) nicht ruht. – Es ist offensichtlich, wie mit solchen Überarbeitungen das Märchen vom *«Gevatter Tod»,* das ursprünglich ein Arme-Leute-Märchen war und den Protest der sozialen Unterschicht gegen Kirche und Obrigkeit ausdrückte, eben diesen armen Leuten weggenommen wird, indem es in ein «Kinder- und Hausmärchen» der Bürgerstuben verwandelt wird.

Doch trotz alldem scheint *das Auftreten des Teufels* selbst noch einen anderen Grund zu haben, als den «lieben Gott» von dem Vorwurf der Ungerechtigkeit freizusprechen, ja das folgende Gespräch mit dem Teufel nimmt in gewissem Sinne die eben getroffene theologische Verurteilung des Armen sogar auf eine erstaunliche Weise wieder zurück. Wer Gott widerspricht, wer ihm den Rücken kehrt, ja wer auf den Beistand des «lieben Gottes» buchstäblich verzichten zu können glaubt, von dem müßte man nach christlicher Vorstellung auf der Stelle erwarten, daß er fortan ein Kind des Teufels wird bzw. daß er sein eigenes Kind dem Teufel überantwortet. Entsprechend diesem Denken ist es nicht möglich, Gott zu verlassen, ohne vom Bösen heimgesucht zu werden; – der Mensch kann nicht gut sein ohne Gott, das ist der Kern der christlichen Erbsündenlehre[18]. Und doch: *der arme Mann kann es!* Sein Dasein setzt nicht nur das Reden der christlichen Theologen von *Gott* außer Kraft, es straft auch ihre Ansichten über den *Menschen* Lügen. Man kann, was hier auf dem Spiel steht, sich gar nicht deutlich genug klarmachen: es handelt sich um nichts Geringeres als um die Geburtsstunde einer Moral der einfachen Humanität, einer Moral ohne Gott. Es waren zutiefst moralische Vorwürfe, mit denen «der arme Mann» seinen «lieben» Herrgott abfertigte, und es ist, wohlgemerkt, das unverdorbene Empfinden der «einfachen» Leute für Recht und für Unrecht, das ihren praktischen Atheismus begründet, – begründen *muß,* weil der «liebe Gott» der Theologen, gemessen daran, nichts weiter ist als eine Zwecklüge zum Erhalt der Privilegien der Reichen und Begüterten. Aber ist es denn möglich, muß man sich fragen, daß die Begriffe von Gut und Böse, Recht und Unrecht, Tugend und Laster, Lohn und Strafe überhaupt noch einen Sinn machen, wenn man ihnen die religiöse, die metaphysische Begründung in Gestalt der Gottesvorstellung entzieht? Muß nicht, wer mit Absicht an Gott vorbeigeht, augenblicklich dem Chaos anheimfallen? Es ist äußerst wichtig, zu sehen, daß nach der Ablehnung Gottes entsprechend dem christlichen Denken im Grunde *folgerichtig* nunmehr *der Teufel* auftreten muß; es ist ganz einfach die konventionelle christliche Meinung, die sein Erscheinen an gerade dieser Stelle verlangt. Doch um so mehr muß es dann wundernehmen, daß der «arme Mann» sich auch dem Teufel verweigert! Er ist keineswegs «dem Bösen» ausgeliefert, nur weil er den «Herrgott» auf der Straße stehenläßt, er widerlegt vielmehr durch sein Beispiel gerade die zwangsneurotisch zu nennende Logik der christlichen Moral, wonach abseits ihrer göttlichen Wahrheiten und Rechtsame nur der Abgrund und die Hölle warten könnten[19]. Mit derselben Selbstverständlichkeit und Souveränität, mit welcher der «arme Mann» soeben noch die Ungerechtigkeit der göttlichen «Ordnung» beim Namen nannte, läßt er sich nun auch von den Versprechungen des «Teufels» nicht korrumpieren. Wohl stellt ihn der «Teufel», ähnlich der biblischen Versuchungsgeschichte (Mt 4,1–11)[20], «Gold in Hülle und Fülle und alle Lust der Welt dazu» in Aussicht, aber der «Arme» läßt sich trotz seiner Not auch von dem «Teufel» nicht verlocken.

Es gibt Märchen, in denen der «Pakt mit dem Teufel» sich rein psychologisch verstehen läßt[21]; in solchen Erzählungen repräsentiert der «Teufel» all das verdrängte Material der Psyche, das integriert werden muß, wenn ein Mensch zu sich selbst finden will. *Hier,* in der Geschichte vom *«Gevatter Tod»,* läßt sich die Gestalt des «Teufels» *nicht* psychologisch auflösen, es sei denn, man erblickte in ihr die Verkörperung der jederzeit naheliegenden Versuchung aller «armen» Leute, nach der Devise zu leben: Not kennt kein Gebot, und auf jede nur mögliche Weise sich zu ergaunern und zu erbeuten, was das Leben bietet. Doch gerade dann scheinen der Teufel und der liebe Gott in gewissem Sinne unter einer Decke zu stecken. Wie denn, wenn nicht durch Lug und Trug, wären die «Vornehmen» zu ihrer Stellung gelangt? Statt zwischen «Gott» und dem «Teufel» zu wählen, gilt es in den Augen des «Armen» vielmehr zu begreifen, daß sie beide Komplizen innerhalb eines Reiches trügerischer Phantasmagorien sind, indem das «Mitleid» des «lieben Gottes» nur das Mäntelchen der Gaunerei des wahren Herrn allen «Goldes»: des Teufels selber, darstellt. Selbst innerhalb der Psychologie der Versuchung muß man den «Teufel» in dem Märchen von dem *«Gevatter Tod»* mithin als eine moralische, nicht als eine psychische Instanz verstehen.

Dann aber ist es mehr als bewundernswert, mit welcher Gelassenheit der

«Arme» das Angebot des «Teufels» ablehnt: «Du betrügst und verführst die Menschen.» Der *Betrug* des «Teufels» bezieht sich dabei gewiß nicht nur auf die Art und Weise, mit welcher er die Menschen lehrt, möglichst viel «Gold» und «Lust» für sich zu erobern, sondern mehr noch auf den wahrhaft «teuflischen» Trug, den Menschen weiszumachen, daß der Besitz von «Gold» und die Empfindung «aller Lust der Welt» das Entscheidende im Leben darstellten. Es ist immerhin ein Sprichwort gerade der «einfachen» Leute, das da lautet: «Geld beruhigt, doch es macht nicht glücklich.» Und dasselbe «einfache» Volk weiß auch, daß «Lust» noch lange nicht so viel bedeutet wie Freude. Gleichwohl argumentiert der arme Mann gegenüber dem Teufel nicht mit der unterschiedlichen Ranghöhe bestimmter Werte und Lebensinhalte, er stellt nur nüchtern fest, was ihn das Leben gelehrt hat. Es ist nicht sein Idealismus, es ist der *Realismus* seiner Erfahrung, der ihn davon bewahrt, sich dem «Teufel» auszuliefern, und wenn es an dieser Stelle philosophisch oder religiös etwas zu lernen gibt, so ist es diese Form einer Moralität, die sich auf nichts weiter gründet als auf die Vorurteilsfreiheit und Unbestechlichkeit eines gesunden Menschenverstandes, der sich weigert, Unrecht für Weisheit zu erklären und Teufeleien aller Art für den Himmel auf Erden auszugeben.

Zur Realität freilich gehört vor allem die unumstößliche Tatsache, daß wir eines Tages werden sterben müssen. Nach den «Geistermächten» des ungerechten «lieben Gottes» und des reichen «bösen Teufels» verbleibt als die einzig reale Macht dieser Welt *der Tod.* Er ist es eigentlich, mit dem der «arme Mann» rechnet und dem er sich zugehörig fühlt. Dabei handelt es sich nicht etwa um eine Art *«buddhistischer»* Läuterung der Lebensinteressen im Angesicht des Todes, so als ob die eben noch vom «Teufel» in Aussicht gestellten irdischen Glücksversprechungen durch die Gewißheit des Sterbens als «Betrug» entlarvt würden[22]; es ist im Gegenteil nichts weiter als ein materialistischer Realismus, mit dem der «arme Mann» die Tatsache des Todes akzeptiert. Allenfalls so etwas wie Genugtuung und Schadenfreude klingt an, wenn der Arme sich mit dem Tod als Paten seines Kindes ohne weiteres noch vor dem Versprechen, das Kind «reich und berühmt» zu machen, einverstanden erklärt: «Du holst den Reichen wie den Armen ohne Unterschied.» Inmitten einer Welt des Unrechts und der Schlechtigkeit kommt es einer wirklichen Befriedigung gleich, zu wissen, daß die Herrschaft der Reichen an der Seite des «lieben Gottes» ebenso wie die der Bösewichter an der Seite des «Teufels» im Leben eines jeden über kurz oder lang unfehlbar ihr Ende finden wird. Zumindest im Tod hören all die scheinbar so wichtigen Unterschiede zwischen den Menschen endgültig auf. Spätestens dann sind alle einander gleich. – *So* aus der Sicht des «armen Mannes». Und soweit zugleich das religionskritische Element des Grimmschen Märchens, – eine eigentümlich «erwachsen» anmutende[23] «weltanschauliche» Mischung aus illusionsloser Tapferkeit, unvoreingenommenem Witz und natürlicher Selbstachtung.

Und aus solchen Anlagen wird *ein Arzt* geboren? Nach Meinung des Märchens offenbar, und zwar *wesentlich.* Wir würden die Geschichte von dem «armen Mann» in der Einleitung der Grimmschen Erzählung gewiß zu kurz interpretieren, wenn wir in ihr lediglich ein Zufallsporträt des Vaters jenes weltberühmten Arztes erblicken wollten, den das Märchen im folgenden uns vorstellt. Eine wichtige Interpretationsregel lautet, daß die Vorgeschichte einer Person in Märchen, Mythen, Sagen und Legenden vor allem als ein *symbolisches Wesensbild* des Betreffenden verstanden werden muß[24]. In unserem Falle bedeutet dies, daß wir die gesamte Einleitung des Märchens vom *«Gevatter Tod»* als eine bildhafte Darstellung des Erlebnishintergundes bzw. der *geistigen* Grundeinstellung eines *«Arztes»* interpretieren müssen, denn nichts sonst, als daß er *ein Arzt* ist, wird uns von dem 13. Kind des «Armen» als dem rechten Patenkind des Todes mitgeteilt.

Allerdings, soviel erfahren wir bereits durch die knappen Einleitungsbemerkungen des Märchens schon: ein «Arzt» ist jemand, der wesenhaft das Unglück seines Daseins, das er an sich schon durch die Tatsache seiner Geburt den engsten Angehörigen bereitet, in Hilfe und Segen für andere umwandelt; ein Arzt ist jemand, der aus der Nähe zum Tode Leben und Rettung gewinnt; und er ist jemand, der aus der Erfahrung tiefster Armut für sich selbst Erkenntnis und Reichtum zu schaffen vermag. *«Armut»* ist dabei gewiß nicht nur materiell zu verstehen. Was ein Arzt ständig und immer wieder vor sich sieht, ist *die unabänderliche Armut,* die es bedeutet, auf dieser Erde als Mensch zu leben, im Wissen, nichts anderes zu sein als Kreatur. Diese Einsicht, die sich in dem Märchen von dem *«Herrn Gevatter»* am Ende bis zum Alptraumartigen auswuchs, steht in der Erzählung vom *«Gevatter Tod»* am Anfang, und das Problem lautet jetzt: Wie kann man in einer Welt der verrinnenden Zeit Zeit gewinnen, wie inmitten einer Situation des Mangels Mangel überwinden, wie unter der Herrschaft des Todes dem Tod ein Schnippchen schlagen? Der ganzen Mentalität nach ist an dieser wichtigen Stelle das Märchen vom *«Gevatter Tod»* von der Geschichte des *«Herrn Gevatters»* grundverschieden, ja es bildet gegenüber diesem Märchen sozusagen die unerläßliche Ergänzung zu dem deprimierenden, chaotisch-psychotischen Ausgang der «Flucht» des «Arztes» vor seinem Herrn Gevatter in die Welt hinein. Wie wäre es, scheint das Märchen vom *«Gevatter Tod»* zu fragen, wenn wir die Haltung eines widerspruchsfreien Gehorsams gegenüber den Mächten des Schicksals, gegenüber dem Tod insbesondere, fahren ließen, und wir hätten den Mut, den Verstand zu *gebrauchen,* statt ihn über dem unaufhörlichen Anblick der Fülle von Leid und Elend am Ende zu *verlieren?*

Den Verstand zu gebrauchen! Das heißt im Märchen vom *«Gevatter Tod»* nicht länger, einem Traum zu folgen, der uns den Tod als Helfer zeigt, das bedeutet als erstes, den «lieben Gott» *hinter* sich zu lassen.

Es ist in diesem Zusammenhang nicht ohne Nutzen, ein wenig der *Geschichte der Medizin* zu gedenken, die, wenn man so will, wirklich darin bestand und besteht, den «lieben Gott» fortschreitend außer Kraft zu setzen. Vom Alten Ägypten[25] an bis zum Beginn der Neuzeit verstanden sich die Ärzte als Mittler und Diener bestimmter Gottheiten; «der Arzt ist aus Gott», dieser Satz des PARACELSUS[26] mag als Formel dieser Einstellung gelten. Wohl gab es den Geist der griechischen Aufklärung und die uns heute schier unfaßbar modern anmutenden Versuche des HIPPOKRATES[27], Gesundheit und Krankheit aus natürlichen Ursachen zu erklären und aus der Erforschung der Gründe der Leiden entsprechende empirisch begründete Heilverfahren abzuleiten; doch im Volke blieb das religiöse Verständnis von Heil und Unheil, Krankheit und Heilung bis heute erhalten. Die objektive Ohnmacht des Menschen, konfrontiert mit dem ganzen Ausmaß an Schmerz, Leid und Tod, nötigte immer wieder die Gläubigen, mit Gebeten, Bußwerken, Wallfahrten und Opfern den Himmel um Gnade zu bestürmen, und die Kirche tat alles, um diesen Zustand der Unwissenheit, der ihr Einfluß und Einkommen sicherte, nach Kräften zu erhalten, wo nicht zu fördern. Man kann sich nur schwer klarmachen, welch einen Einschnitt es für das Denken und Fühlen bedeutete, als die Mediziner des 16., 17. Jh.s sich anschickten, das menschliche Elend in Krankheit und Tod ebenso nüchtern und unbeteiligt, so objektiv distanziert zu erforschen wie die Beschaffenheit eines sonderbaren Gewächses oder einer besonderen Tierart[28]. Allein schon den Körper eines Verstorbenen zu untersuchen galt den frommen Gemütern seinerzeit als Leichenschändung und schamloser Frevel gegen Gottes Ordnung. Eine Kirche, die noch bis weit in die Mitte des 20. Jh.s die Feuerbestattung als Leugnung des Auferstehungsglaubens mit der Strafe der Exkommunikation belegte[29], sah allein schon durch die Pietätlosigkeit, mit welcher die Ärzte der Renaissance-Zeit sich dem menschlichen Körper zuwandten, ihre eigene ebenso gottesfürchtige wie machtbewußte Stellung bedroht. Der Gegensatz ist ganz buchstäblich himmelschreiend: Da ziehen z. B. in den Tagen der Pest, im 14. Jh.[30], die Gläubigen sich kasteiend und betend durch die Städte; da mahnt die christliche Caritas dazu, die Menschen in den Siechenanstalten, so gut es geht, zu versorgen; und dann entdeckt man Jahrhunderte später unter dem Mikroskop, daß die «Geißel Gottes» nichts anderes ist als ein kleiner Bazillus, der sich durch Ansteckung überträgt[31], und man folgert daraus, die hygienischen Verhältnisse zu verbessern, Quarantäne-Stationen einzurichten, die staatlichen Grenzen zu kontrollieren und die Ratten aus den Dörfern und Städten zu verdrängen... Man lernt, daß weder das menschliche Mitleid noch die Güte eines «lieben Gottes» an Epidemien und Seuchen irgend etwas ändern, wohl aber die fortschreitende Kenntnis der Naturzusammenhänge. Man lernt, den menschlichen Schmerz für nichts weiter zu nehmen als für die Verarbeitungsform eines Signals der Nervenbahnen im Gehirn und ruhig und kühl dabeizusitzen, um weiterzuforschen, um mehr zu erkennen. Vor allem: man hat begriffen, daß man die tödlichen Gegner: Krankheit, Alter und Leid, niemals frontal angreifen darf, sondern nur indem man ihre «Logistik» im Hinterland auskundschaftet und gewissermaßen vom Rücken her zerstört. Einsichten und Erfahrungen, die mit dem Krankheitsgeschehen durchaus nichts zu tun haben: der Bau besserer Linsen in der Optik, verfeinerte Techniken der Röntgenologie, verbesserte Meßmethoden in der Chemie – alles, was hilft, die Natur zu erkennen, wird irgendwann auch helfen, Krankheit, Alter und Leid zu bekämpfen. Aber kein «lieber Gott» wird uns dabei helfen, es sei denn, wir wollten ihn dafür preisen, daß er uns ein so wunderbares Geschenk wie das menschliche Gehirn überantwortet hat. Uns selbst wird nichts anderes bleiben als der mühsame Weg der Erkenntnis und das Risiko der Verantwortung des eigenen Handelns. In den Händen des Arztes allein liegt tagaus, tagein das Schicksal von Menschen, und er ist schon von daher für seine Patienten wirklich so etwas wie ein «Herrgott in Weiß». Ja, wenn es früher im Verständnis der Schamanen zur Rolle eines Heilers gehörte, die Funktion eines *«göttlichen* Arztes» zu übernehmen[32], so hat die Neuzeit die Rolle des zumindest methodisch *«gottlosen* Arztes» zur förmlichen Berufspflicht am Krankenbett erhoben. Noch ein Mann wie REINHOLD SCHNEIDER weigerte sich, krebskrank, wie er war, einen Arzt herbeizuziehen[33], aus Furcht, damit Gott ins Handwerk zu pfuschen. Und hatte er damit so unrecht? In der Tat, das tun sie, die Ärzte: sie spielen jeden Tag Fatum, sie pfuschen der «Obersten Majestät» in den Plan, sie handeln stets so, als wenn da ein Gott nicht wäre. Es ist nicht erforderlich, daß sie Gott leugnen; sie rechnen nur nicht mit ihm, er ist ihnen zu launisch, zu ungerecht, zu blind gegenüber der wirklichen «Armut» des Menschen. Und so haben sie gelernt, daß menschlich zum Menschen einzig der Mensch sein kann. Das jedenfalls ist offenbar der unvermeidliche Standpunkt aller «armen» Leute, denen das Leid den Gottesglauben zernagt.

Doch so wenig wie mit dem «lieben Gott» tragen die Ärzte der Neuzeit auch mit dem *«Teufel»* im Sinn. Vorbei sind die Zeiten, da man, wie in den Tagen der Bibel, den Dämon der Krankheit bekämpfte, indem man ihm drohte, ihn anschrie, vor ihm ausspuckte oder Beschwörungen murmelte[34]. Was immer an dem alten Dämonglauben in Zusammenhang mit Krankheit und Leiden berechtigt sein mochte, hat in die psychoanalytische Therapie und in die psychosomatische Medizin Eingang gefunden[35]; im übrigen wird sich die moderne Medizin den Deibel um den Teufel scheren. Sie wird nicht länger in Alter und Krankheit den Fluch einer urzeitlichen Sündenstrafe für die Verfehlungen schon des ersten Menschenpaares erblicken[36], sie wird ganz einfach die Hypothek der Endlichkeit allen Lebens als einen notwendigen Teil der Evolution und der Vielfalt der Arten betrachten. Es gibt Erbkrankheiten, gewiß; aber sie sind eine unvermeidbare Folge des Motors aller biologischen Entwicklung: des zufälligen Spiels der Mutationen. Ein Tier frißt das andere, und eins lebt vom anderen, und schon deshalb scheint unserem Mitgefühl ein grausames, böses Prinzip allem Leben eingeprägt; doch: was würde aus der Welt werden, wenn nicht die eine Tierart die andere «kurz»hielte, wenn die Löwen aufhören würden, die Gazellen zu jagen? Es gäbe bald so viele Gazellen, daß ihre Äsungsflächen überweidet wären, und sie selber würden sterben und mit ihnen viele andere Tierarten. Es ist nur gut, daß der Löwe die Gazelle frißt... Freilich: das menschliche Mitleid sieht lauter «Teufel», wo keine sind. Ein Arzt jedenfalls muß so «gottlos» sein, selbst den Teufel «stehen»zulassen.

Aber der Tod! Er wirklich ist der rechte Pate und Partner des Arztes. Mit ihm muß er rechnen. Auf ihn muß er achten. In seinem Dienst steht der Arzt und ist doch eigentlich sein Gegner. Das beste daher, was ein Arzt tun kann, wird darin bestehen, sich einen klaren Blick zu bewahren und zu akzeptieren, welch einen «Standpunkt» der Tod zu einem Menschenleben eingenommen hat. Das Erzählmotiv selbst, wie der «Arzt» den «Gevatter Tod» am Krankenbett sieht, ist in den beiden Grimmschen Märchen von dem *«Herrn Gevat-*

1
Otto Dix
Bildnis Dr. Hans Koch

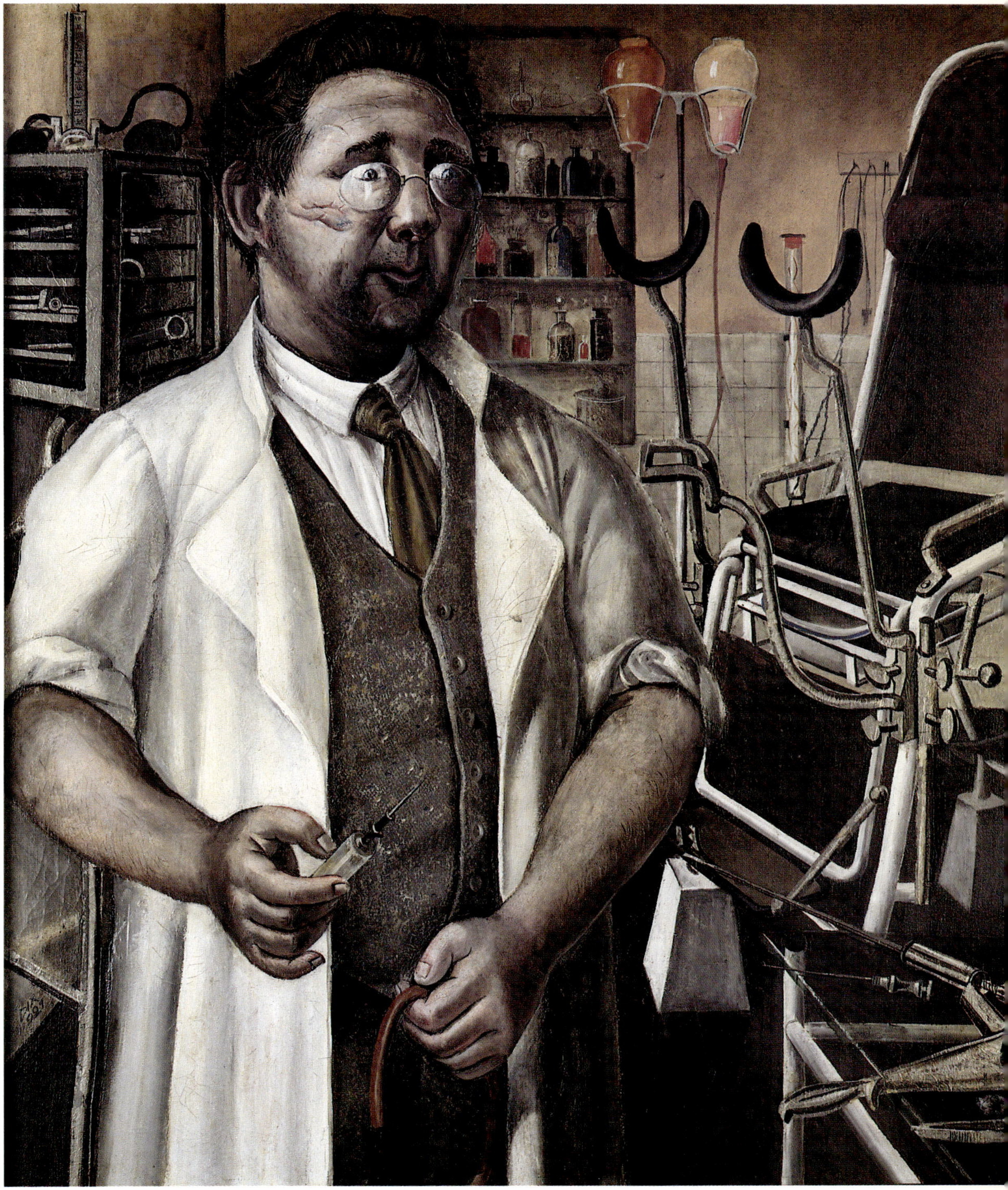

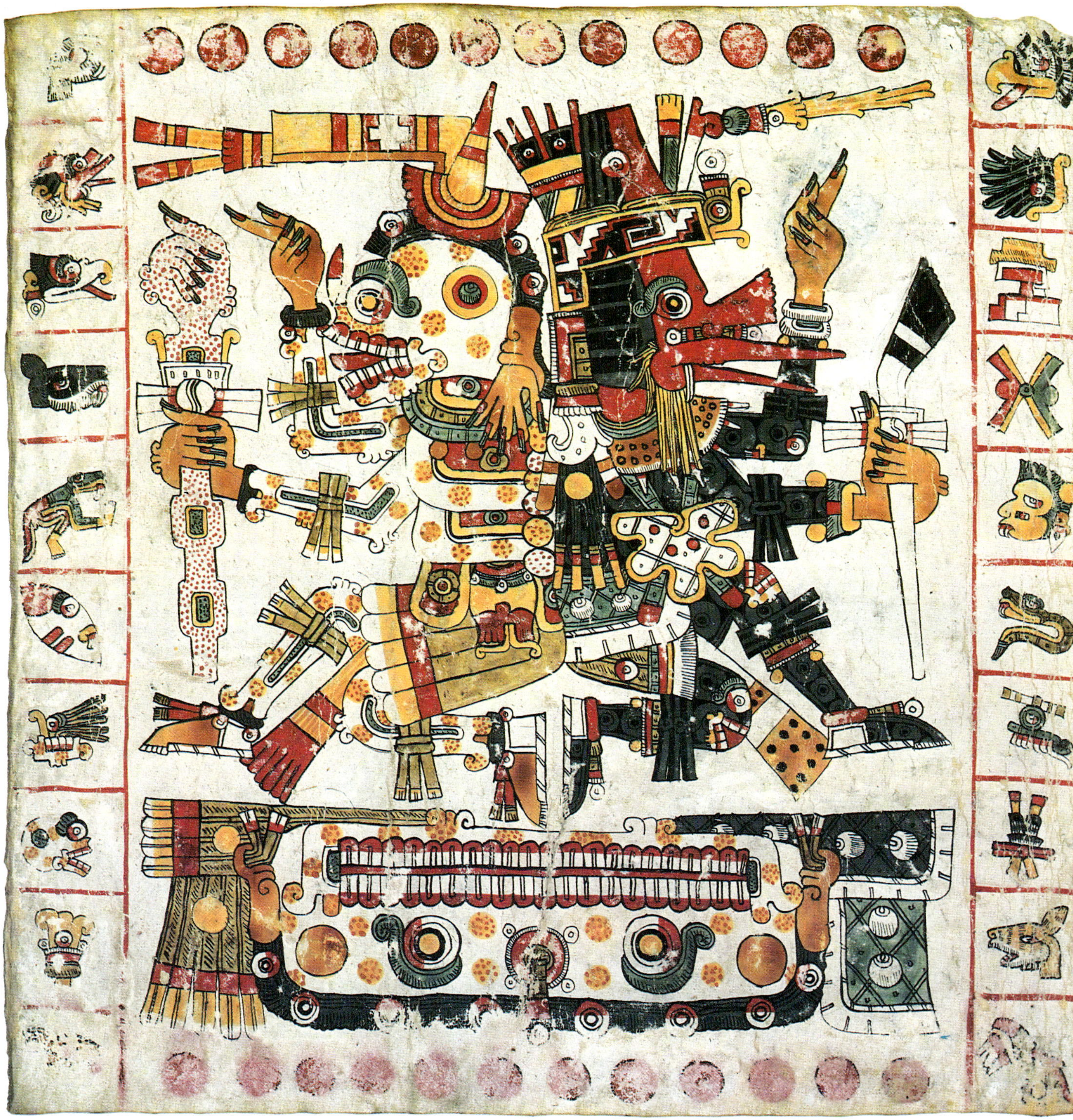

2
Codex Borgia
Indianische Bildschrift

3
Edvard Munch
Das Mädchen und der Tod

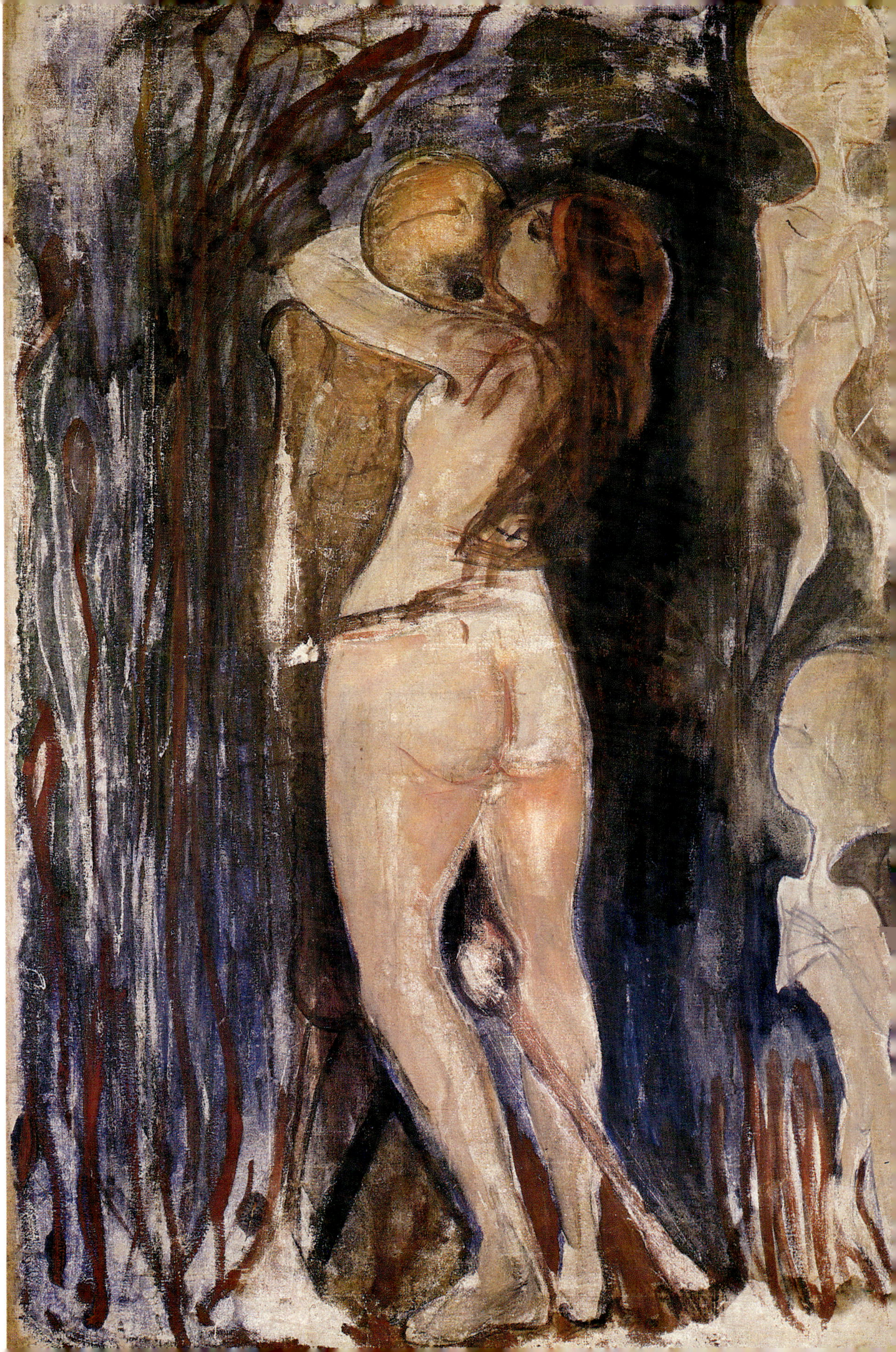

4

Papyrus Ani
Ägyptisches Totenbuch

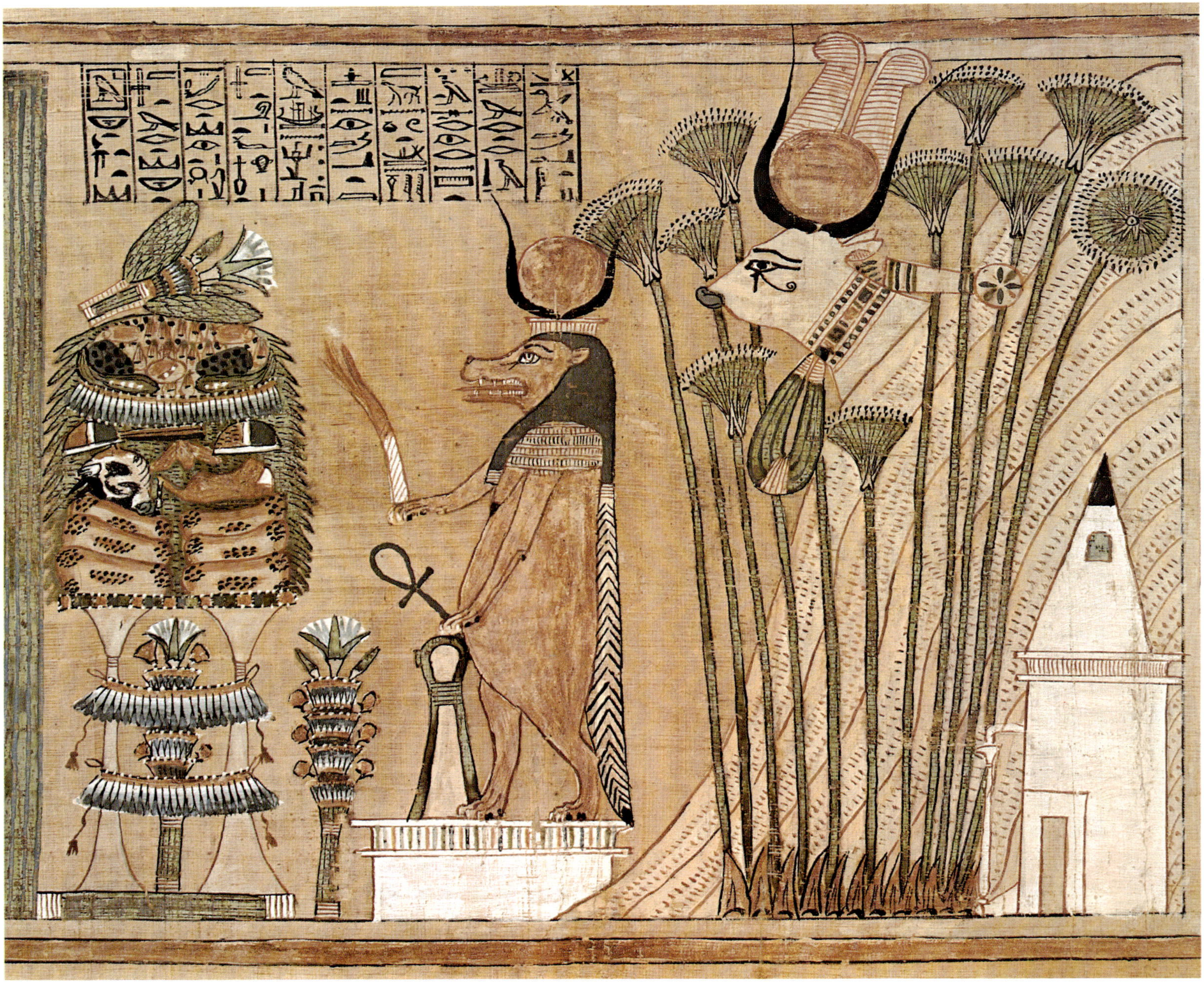

ter» und *«Gevatter Tod»* ein und dasselbe, und doch ist die Art des «Sehens» hier wie dort grundverschieden: *dort* ging es um die Fähigkeit einer inneren Schau, einer schamanischen Vision, *hier* handelt es sich eher um eine vorurteilsfreie Einsicht in die faktische Realität, die es zu respektieren gilt – auch und gerade für den Arzt; *dort* hatten wir es mit einer «traumhaften» Wahrnehmungsfähigkeit der Innenansicht von Krankheit und Tod zu tun, *hier* geht es ganz im Gegenteil um einen unerschrockenen Wirklichkeitssinn und um die Kraft, die Sprache der Tatsachen anzuerkennen. Insofern ist in dem Märchen vom *«Gevatter Tod»* der «Arzt» wirklich nichts weiter als das «Patenkind» des Todes. In der Erzählung von dem *«Herrn Gevatter»* drohte der «Arzt» an dem Überdruck seiner inneren Gesichte zu zerbrechen; in dem Märchen vom *«Gevatter Tod»* indessen wird sich die Frage stellen, wie der «Arzt» mit der Form einer äußeren Realität zurechtkommt, in welcher der Tod die beherrschende Stellung einnimmt.

Dieser Unterschied zwischen der sozusagen «schamanischen» und der «medizinischen» Sicht des «Arztes» wird freilich gemildert durch die Art, wie der Tod in dem Märchen vom «Gevatter Tod» seinem «Patenkind» das «Kraut» (nicht das «Wasser») übergibt, das die Kranken unfehlbar gesund machen wird, falls der Tod *zu Häupten* des Patienten steht: deutlich sind es die Relikte typischer *Schamanenberufung* auch hier, wenn wir hören, wie der Tod sein Patenkind «hinaus in den Wald» führt und «ihm ein Kraut, das da wuchs», zeigt[37]. Ein entscheidender Teil der ärztlichen Kunst, meint auch das Märchen vom *«Gevatter Tod»,* wird gestaltet von den Kräften des Unbewußten; ja wollte man im Sinne der alten Schamanenweisheit den *«Ort»* bestimmen, wo der «Wald» sich befindet, in dem jenes «Kraut des Lebens» wächst, so müßte man ihn unzweifelhaft suchen am «Mittelpunkt der Erde»[38], am «Nabel der Welt». Nur ein Mensch, der in sich selber richtig «zentriert» ist, im Einklang mit der Ordnung der Natur, vermag, entsprechend dieser Vorstellung, in sich Kräfte zu erwecken, die andere Menschen heilen können[39]. «Krankheit» bedeutet in dieser Sichtweise soviel wie eine Störung der Harmonie, ein Herausfallen aus der inneren Einheit, und nur jemand, der in einer Sphäre der Harmonie und der Einheit lebt, wird über die Krankheit eines Menschen Macht gewinnen. Freilich berichtet das Märchen vom *«Gevatter Tod»* von diesen Zusammenhängen mit keinem Wort mehr, und so verleitet es selber zu dem (Aber-) Glauben, das heilende Kraut für die entscheidende «Medizin» zu halten; obwohl es durchaus noch darum weiß, daß jenes Heilkraut des Todes nicht eigentlich ein *Medikament,* sondern lediglich ein symbolischer *Indikator* der Konstellationen des Todes ist, macht es den unaufmerksamen Leser ebenso wie den hilfesuchenden Patienten glauben, es sei der Besitz des «Heilkrautes» selbst, dem der Kranke seine Genesung verdanke. Die bittere Wirklichkeit lautet demgegenüber: ein Arzt besitzt nur eine *geliehene* Kraft, und sie wird ihm einzig auf kurze Zeit *verliehen.* Wir Menschen sind nichts als geborgtes Dasein. Kein Arzt wird an diesem Wesentlichen unserer *Armut* etwas ändern; er wird vielmehr ein um so besserer Arzt sein, je mehr er sich der «Einsicht» in das Unabänderliche beugt.

Doch kann er das? – Solange er Menschen gegenübersteht, mit denen er nur beruflich verbunden ist, kann ein Arzt sich darauf beschränken, in den Kranken nichts weiter zu sehen als «Patienten» und in ihren Krankheiten nichts weiter als «Fälle». Sie sind, nicht zuletzt, *Mittel* für ihn, zu Ruhm und Reichtum zu gelangen. Gewiß lebt in einem solchen Arzt, wie das Märchen vom *«Gevatter Tod»* ihn schildert, noch sehr viel mehr an Kreativität und Intuition als in einem Arzt «modernen Typs», und insofern ist auch seine Beziehung zu den Kranken, die er zu behandeln versucht, unzweifelhaft weit intensiver, als es z. B. der «Betrieb» in einem heutigen Krankenhaus erlauben würde. «Als Arzt bin ich ja gewissermaßen nur ein reproduzierender Künstler», beschrieb ein niedergelassener Arzt vor kurzem einmal seine Tätigkeit; er meinte damit, daß er in der Tat nichts weiter zu «praktizieren» und zu verantworten habe als die korrekte Anwendung standardisierter und normierter naturwissenschaftlicher Behandlungsmaßnahmen. Daran gemessen, steht der «Arzt» des Grimmschen Märchens unzweifelhaft in einem weit persönlicheren Verhältnis zu den Menschen, die ihn um Hilfe anrufen. Gleichwohl spricht das Märchen von all diesen Behandlungs-«Fällen» denkbar pauschal, und es trifft damit wohl recht genau die Erlebnislage dieses Arztes: ihm gilt in der Ausübung seines «Berufes» offenbar eine ganze Zeitlang einzig der unvergleichliche Erfolg seiner «Diagnosen» und «Therapien» als das Wichtige; die einzelnen Menschen spielen demgegenüber für ihn anscheinend nur eine statistische Rolle. Er bekleidet den Status eines Arztes, wie andere Baumeister, Feldherren oder Komponisten sind: zur Vermehrung seines Ansehens und seines Einkommens.

Diese Lage ändert sich erst, als das *Patenkind des Todes* mit dem Anstieg des Ruhms und der Verbreitung seiner Erfolge zu immer bedeutsameren Aufgaben gerufen wird. Einen Moment lang könnte man glauben, daß die Folgen der Erkrankung des «Königs» und der «Königstochter» *rein symbolisch:* als ein Bild für die zunehmend gefährdete Seelenlage des Arztes selber, zu verstehen sei[40], wie es in vielen anderen Märchen unstreitig der Fall ist.

Recht deutlich z.B. erzählen die Märchen davon, daß der König eines Landes zu sterben droht, und tiefenpsychologisch liegt in solchen Fällen die Deutung recht nahe, daß unter dem Bild des sterbenden Königs eine Person an der Einseitigkeit ihrer Bewußtseinseinstellung innerlich krank zu werden drohe[41]; oder es erzählen die Märchen, daß eine Königstochter krank oder sonstwie erlösungsbedürftig sei[42]; sie berichten womöglich auch davon, daß der «Held» der Geschichte, um die «Prinzessin» zu retten, mit geheimnisvollen Mächten einen Pakt schließen müsse: der Arzt DR. FAUSTUS z.B. muß sich mit dem Teufel verbünden, um das «Gretchen» zur Geliebten zu gewinnen[43]. *Tiefenpsychologisch* gesehen, ist in der «Königstochter» zumeist ein Bild des verdrängten Anteils der eigenen Seele, der *«anima»,* zu erkennen[44], in welcher sich all das verkörpert, was auf dem Wege der Berufsanpassung bzw. beim Aufbau der sozialen Rolle als unbrauchbar liegengelassen werden mußte.

Deutungen dieser Art könnte man an sich sehr gut auch auf das *Patenkind des Todes* in der Erzählung der Brüder Grimm vom *«Gevatter Tod»* beziehen. Es ließe sich leicht denken, wie unter dem wachsenden Bekanntheitsgrad der unvergleichlichen Erfolge jenes «Arztes» das Maß seiner Aufgaben schon rein zahlenmäßig immer umfangreicher sich gestaltet und wie der Grad der Komplikationen und Schwierigkeiten, deren Lösung man von ihm erwartet, immer mehr ansteigt. «Nichts ist so erfolgreich wie der Erfolg», pflegt man zu sagen; doch nichts auch verschleißt einen Menschen so sehr wie das Stehen in der Öffentlichkeit unter dem *Druck* des Erfolges: die Ansprüche nehmen immer mehr zu, immer mehr Energien müssen aufgewandt werden, nur um selbst auf dem laufenden zu bleiben; der allmähliche Verschleiß an Substanz schreitet rapide voran – alles Vorgänge, die tiefenpsychologisch sehr treffend in dem *Bild von dem zu Tode erkrankten König* ihren Ausdruck finden könnten: Es ist die Überanspannung der Bewußtseinseinstellung selbst, die in eine gefährliche Krise hineintreiben kann, indem das Leben unter der täglichen Routine von Pflicht, Verantwortung und Leistung zusehends ausgezehrt wird.

Und parallel dazu, zeitlich nur ein wenig später, erkrankt, im Verständnis dieser Bildersprache, scheinbar notgedrungen auch die *«Königstochter»:* Es ist nicht nur, daß die geistige Spannkraft bedrohlich nachläßt, es zeigt sich auch, daß *der gemüthafte Teil der Persönlichkeit* mit dem eingeschlagenen Tempo nicht mehr mitkommt. Hört man vielen Ärzten auch nur eine Viertelstunde lang zu, so gerät man immer wieder in eine Mischung aus Bewunderung und Mitleid über den ungeheuren Streß, unter dem speziell diejenigen Ärzte leben müssen, deren Fähigkeit, Menschen zu helfen, sich herumzusprechen beginnt. Jeder Kranke besitzt ein gewisses Recht zur «Pathozentrik»: er denkt als erstes, getrieben von Not und Schmerz, einzig an sich; nicht entfernt auch nur kann er sich vorstellen, wie die Summierung menschlichen Leids im Leben eines einzelnen Arztes zusammenfließt; hinzu kommt auf seiten der Patienten ein Vertrauen, das nicht darauf vorbereitet ist, durch an sich vermeidbare Fehler enttäuscht zu werden. M.a.W.: dieselben Leute, die von früh bis spät im Dienste der Gesundheit anderer auf den Beinen sind, leben selbst ersichtlich ungesund, erholen sich viel zu wenig, leisten sich allenfalls einen infarktgefährlichen «Blockurlaub», lesen und hören kaum noch etwas außerhalb ihres Tätigkeitsbereichs und wissen am Ende kaum noch, wer sie selber sind.

Nicht ohne Folgen für die Bewußtseinseinstellung (den «König») noch auch für die Haltung des Gemüts (die «Königstochter») ist zudem *das ständige Gefälle der Macht:* ein Arzt gibt sich verpflichtet, gegenüber seinem Patienten als der Wissende, als der «Sehende» zu erscheinen; er verfügt über die Kenntnisse, die im Leben eines Kranken über Leben und Tod entscheiden können; den Anweisungen des Arztes ist daher pünktlich und sorgfältig Folge zu leisten – MOLIÈRE hat in seiner Komödie *«Der eingebildete Kranke»*[45] diese Tyrannei der Angst, die Arzt und Patient miteinander verkoppelt, gültig beschrieben. Am Ende lebt der Arzt tatsächlich in einer Welt, in der er göttergleich das Sagen hat und in der alle Mitmenschen sich nach seinen einzig «gesunden», «hygienischen» und «diätetischen» Anweisungen richten müssen. Ein kranker König, eine kranke Königstochter – Arzt, heile dich selbst, möchte man mit der Bibel sagen (Lk 4,23).

Doch so plausibel diese symbolische Deutung der Krankheit des «Königs» und der «Königstochter» vor allem im Kontext anderer Märchen auch erscheinen mag und so berechtigt eine entsprechende Deutung der «berufsspezifischen» Gefährdungen im Leben eines Arztes an sich auch ist, so liegt in dem Grimmschen Märchen vom *«Gevatter Tod»* in solchen Erwägungen doch gewiß nicht die eigentliche Aussage der Erzählung. Wäre dies der Fall, so müßte die Geschichte selber, analog zu den entsprechenden Märchen, im folgenden eine ganz andere Gestalt gewinnen: es müßte etwa erzählt werden, wie der «Arzt» selber «erkrankt» an der Krankheit des «Königs» und der schönen «Königstochter», und das Finale solcher Geschichten könnte nur sein, daß der «Arzt» durch die Rettung der Prinzessin (seiner *«anima»*) selber dem Leben zurückgegeben wird. Statt dessen haben wir es in unserem Märchen keinesfalls mit dem üblichen Symbolweg der Rückgewinnung der «verlorenen Seele» zu tun, die entsprechend dem *Faust*-Motiv auch wohl am besten vom «Teufel», nicht vom «Tode» bedroht werden sollte. Im Märchen vom *«Gevatter Tod» verwirkt* der junge Arzt vielmehr sein Leben, als der den «König» und die «Königstochter» zu retten versucht. Es geht also nicht um die Frage, was die Heilung des «Königs» oder der «Prinzessin» symbolisch in der psychischen Entwicklung eines Menschen bedeuten kann, es geht allein darum, daß der Arzt die Schranken seines Handelns, die der Tod gesetzt hat, *überschreitet* und dafür bestraft wird.

Wenn man so will, hat man es mit einem klassischen Motiv der *antiken Tragödie* zu tun: mit der Übersteigerung des Menschlichen und der Wiederherstellung der Ordnung durch die Strafe des Schicksals: *Hybris* (Überheblichkeit) und *Ate* (Verblendung) nannten die Griechen dieses Oszillieren des menschlichen Daseins zwischen Angst und Hoffnung, zwischen Vermessenheit und Verzweiflung[46]; nirgendwo aber erblickten sie dieses tragische Gesetz menschlichen Handels so widersprüchlich verkörpert wie in der Gestalt des Heilgottes *Asklepios.* Wir erwähnten bereits[47], wie ihn, das Kind des *Apoll* und der *Aigle-Koronis,* des Nachts der Hirt *Aresthanas* fand; das Wesen dieses göttlichen Arztes sprach sich bereits aus in der Person seines Vaters und seiner Mutter: – *ein Zwitter* zu sein zwischen Traum und Tag, zwischen Schlafen und Wachen, zwischen Sterben und Reifen; doch wozu *Asklepios* gegenüber den sterblichen Menschen berufen ward, verkündete laut im Moment der Geburt des Gottes eine Himmelsstimme, die sagte, dieses Kind werde Krankheiten heilen und den Tod besiegen[48]. Krankheiten zu heilen verstand der Gott: Tag um Tag offenbarten die Ärzte im Heiligtum zu Epidauros in der blühenden Ebene der Argolis die Macht des «aufscheinenden Lichtes» in der Gestalt des Asklepios. Die *Herrschaft über den Tod* aber blieb ihm versagt; die Gabe der Unsterblichkeit war nicht das Geschenk des thessalischen Gottes, sie ward nur den Eingeweihten zuteil, die durch die Mysterien der Erdgöttin *Demeter* in Eleusis in das Geheimnis der geschnittenen Ähre eingeführt wurden[49]: wie das Weizenkorn sterben muß, um, ausgesät im Schoße der Erde, neues und reicheres Leben zu zeugen (vgl. Joh 12,24)[50], so verhält es sich auch mit dem Leben der Menschen. Gleichwohl versuchte der Arztgott *Asklepios* nach dem Zeugnis der Mythen auch den Tod zu überwinden; Zeus selbst aber, erzürnt über die Überhebung des Heros, schleuderte zur Strafe seinen Blitz gegen ihn und tötete ihn[51]. Der Überwinder des Todes ward selbst überwunden – *vom Tod.*

Was die griechische Mythe im Schicksal des *Asklepios* auf diese Weise wie einen christlichen Antitypos formulierte, ist Wesensauftrag und Wesensversuchung wohl jedes Arztes an den Grenzen menschlicher Möglichkeiten. Ein Arzt muß und möchte das Leben eines jeden leidenden Menschen verteidigen gegen den Schmerz, gegen das Altern, gegen die Zeit, gegen den Tod – gegen das unaufhaltsame Schicksal des irdischen Daseins selbst; zugleich aber ist er unentrinnbar bei all seinem Tun an eben die Gesetze gebunden, die er am liebsten aufheben möchte – aus Mitleid mit einem einzelnen Menschen, den die Natur in ihrem ewigen Spiel der wechselnden Formen von Aufbau und Abbau, von Regeneration und Degeneration, von Zufall und Zerfall nicht weiter beachtet. Ein Arzt muß im letzten etwas zu erreichen suchen, das er nicht erreichen *darf,* wenn die Welt weiterbestehen soll: die individuelle Unsterblichkeit der irdischen Existenz, ein Reifen ohne den Preis des Schmerzes, ein Wachsen ohne die Schranken der Zerstörung, ein Dasein, das es nicht nötig hat, sich wie in den rätselvollen Mysterien der *Demeter* erst aus Kummer und Klage zur Freude zu läutern, in Verzicht und Absterben Weisheit zu lernen und aus den Krisen des Untergangs die Kraft eines neuen Anfangs zu sammeln. In allem, was er unternimmt, widerlegt ein Arzt scheinbar den Glauben an die Allmacht der Schicksalsmacht Tod, und dennoch wird er, je länger je mehr, in jedem Detail am Ende vom Tod widerlegt. Es gibt für einen Arzt kein Ausweichen vor der widersprüchlichen Berufung seines Daseins, des Todes *ungehorsames* Patenkind zu sein, – eine Existenz im Absurden, ohne Erlösung in dem Bemühen um Rettung, ohne Vollendung angesichts des hereinbrechenden Endes, ein Leben im Fragment mitten in dem Bestreben, immer von neuem die zerbrechenden Teile des menschlichen Daseins zusammenzufügen.

Zwei Gründe sind es, die einen Arzt vor allem für seinen Dienst am Leben, für seinen unablässigen Kampf gegen den Tod gefangennehmen, und beide schildert das Grimmsche Märchen vom *«Gevatter Tod»* in den zwei Bildern von der *Heilung des «Königs»* und der *Heilung der «Königstochter».* Die beiden Motive sind das kostbarste Gut unseres Lebens. Sie heißen: *Verantwortung und Liebe.*

Scheinbar heiter hat das Märchen vom *«Gevatter Tod»* bisher erzählt, wie der junge Arzt durch seine Heilerfolge zu Ruhm und Reichtum gelangt, und so könnte man meinen, es müsse ihm auch jetzt, bei seiner Berufung an das Krankenlager des Königs, allein darum zu tun sein, das Ansehen seiner Person endgültig zu befestigen. Ganz ausschließen läßt sich eine solche Annahme natürlich nie, – im wirklichen Leben sowenig wie bei der Interpretation eines Märchens. In der Grimmschen Geschichte aber spricht *gegen* diese Möglichkeit vor allem die Tatsache, daß wir mit keiner Silbe etwas davon erfahren, wie der Arzt seinen Erfolg bei der Heilung des Königs persönlich für sich genutzt hätte; insbesondere die BECHSTEINsche Fassung des Märchens führt uns auf einen ganz anderen Zusammenhang. Wir erfahren dort, daß *die Trauer der schönen Königstochter* am Sterbebett ihres Vaters den Arzt bewogen habe, sich gegen die «Stellung» des Todes zu entscheiden. In der Tat scheint der Arzt mit der Erkrankung des Königs gerade durch seine phänomenalen Erfolge in eine Situation gestellt worden zu sein, in der es erstmals nicht länger genügt, nur an das eigene Wohl und Wehe zu denken. Wenn *ein König* zu sterben droht, so ist das Schicksal eines ganzen Volkes davon betroffen. Ein König ist nicht eine Privatperson unter anderen, er ist so etwas wie die Korporativperson aller[52], und solange es in der menschlichen Geschichte Könige gibt oder gab, umhüllt(e) sie der Schimmer von Gottesebenbildlichkeit und Gottesgnadentum. Wer als Arzt dem drohenden Sterben eines Königs beiwohnen muß, ergreift daher selber, ob er will oder nicht, die Fäden des Schicksals. In einem solchen Augenblick muß er entscheiden nicht allein über das Leben seines Patienten, sondern über die Geschicke aller. Selbst wenn man die eher private Rücksichtnahme auf die Not der Prinzessin in der BECHSTEINschen Variante hinzunimmt, so genügt doch allein das Motiv der Verantwortung, um den Arzt zu bestimmen, dem Tod in einem äußersten Wagnis die schon sichere Beute zu entreißen. Jetzt oder nie kommt es darauf an, die wie schicksalhaft eingetretene Lage in wörtlichem Sinne «umzudrehen». Mag der Tod stehen, wo er will, die Frage ist, wie *die Menschen zu ihm* stehen. *Corriger la fortune* – wie, wenn es möglich wäre, dem Tod eine lange Nase zu drehen? Unzweifelhaft jedenfalls, daß zum erstenmal jetzt die Patenschaft des Todes sich zu einer schwer erträglichen Hypothek auswächst. Wann je vertragen die Interessen der Menschen sich mit den Interessen des Todes? Wenn aber *ein König* vor der Zeit zu sterben droht, so ist es keinem Arzt der Welt erlaubt, dem Tod gehorsam sich zu fügen. Er hat in gewissem Sinne die Pflicht, alles, buchstäblich alles zu tun, um das schon gewonnene Spiel des Todes nach Möglichkeit noch einmal zu durchkreuzen. In einer solchen Lage muß ein Arzt handeln wie eine *«trickster»* in den Mythen der Völker[53]: er muß mit Witz und Schläue Rat sinnen, wo kein Rat mehr ist; er muß versuchen, den Zeiger der Uhr anzuhalten; er muß alle Anstrengung einsetzen, die schon verlorene Partie doch noch zu «kippen».

In der Sinndeutung des Todes waren manche Kulturen, die wir als «primitiv» zu betrachten gewohnt sind, unserer modernen Zivilisation unstreitig überlegen. Die *mittelamerikanischen Indios* z.B., deren Wissen um die Widerspruchseinheit von Leben und Tod wir bereits gebührend hervorgehoben haben, verstanden das Dasein als eine Art Ballspiel der Götter[54], das an bestimmten Tagen durch sterbliche Menschen zu seiner Aufführung gelangte: zwei Mannschaften stritten darum, in Nachahmung des Laufes von Sonne und Mond einen Kautschukball, der mit der Hand nicht berührt werden durfte, durch gezielte Bewegungen von Beinen und Hüften durch einen steinernen Ring zu treiben; es war ein Spiel auf Leben und Tod, an dessen Ende die Angehörigen der Verlierermannschaft den Göttern geopfert wurden[55]. Was wir heute *Sport* nennen, stellt, wenngleich abgemildert, unzweifelhaft eine Nachfolgeform solcher *Lebensspiele* dar, deren hoher Reiz auf ihrer dramatischen Symbolik beruht: In einem einzigen Augenblick kann sich alles entscheiden; so z.B. heute beim Tennis: ein einziger Aufschlag kann das scheinbar schon sichere Aus noch einmal abwenden und, wer weiß, am Ende sogar noch den Sieg bringen, wenigstens geht der Kampf noch weiter, ein, zwei Stunden womöglich. Und ist das nicht das Wichtigste: in einem Spiel, *das prinzipiell nicht zu gewinnen ist,* dem Tod den Sieg so schwer als möglich zu machen, indem man so gut, so listenreich, *so lang anhaltend* Widerstand leistet, als es geht?

Aber es geht nicht nur um das Motiv der «Verantwortung». Entscheidend an der Geschichte vom *«Gevatter Tod»* ist (zumindest in der BECHSTEINschen Fassung) die Feststellung, daß mit der Verantwortung des Arztes für das Leben des «Königs» zugleich *seine Liebe zu der «Königstochter»* erwacht und wächst, und sie noch vielmehr drängt jetzt zum Äußersten. Denn es ist wahr: sobald man beginnt, sich für einen einzelnen Menschen wirklich zu engagieren, gerät man irgendwann in die Gegnerschaft des Todes; man hört auf, die Gesetze noch akzeptieren zu wollen, die dem irdischen Dasein die engen Grenzen einer unaufhaltsam verrinnenden Zeit auferlegen; man empfindet den Tod fortan nicht mehr nur als einen patenonkelhaften Wohltäter, man schaut mit einem Mal unverstellt in sein «böses und finsteres Gesicht»; ja obwohl man ganz sicher weiß, daß man über kurz oder lang selber vom Tod eingeholt werden wird, ist man dennoch geneigt, sich um so mehr an den Rest des verbleibenden Lebens zu klammern – und mithin an die Liebe! Sie ist die eigentliche Gegenmacht des Todes, seine wirkliche Kampfansage und Herausforderung. Im Gefühl der *Verantwortung* mag man mit dem Tod in Konflikt treten, weil der «Herr Gevatter» sich zur Unzeit an das Fußende eines Krankenlagers gestellt hat, und man wird gegen ihn kämpfen mit dem Ziel des «So nicht» oder des «Jetzt nicht». *Die Liebe aber* schleudert dem Tod ihr leidenschaftliches *«Niemals»* entgegen; ihre kompromißlose Leidenschaft rüttelt an der Ordnung der Welt; ihre Unbedingtheit verlangt stets ein Spiel auf Sein oder Nichtsein, um Alles oder Nichts.

Wenn wir, statt eines Märchens, die Erzählung vom *«Gevatter Tod»* in der Form einer Novelle oder eines Romans vorliegen hätten, so wären wir jetzt wohl als erstes darauf gespannt, zu erfahren, was die Erkrankung der schönen Königstochter für den soeben genesenden König selber bedeutet: Wozu, wird er mutmaßlich klagen, soll das Leben denn dienen, wenn seine Verlängerung das ersehnte Glück nur sogleich wieder in unerwartetes Leid verwandelt? Wäre es nicht besser gewesen, der Tod hätte *ihn* mit sich fortgetragen, statt daß er jetzt dem schrecklichen Sterben seines eigenen Kindes beiwohnen muß? Und was soll aus den Interessen der Thronnachfolge werden, wenn die Kraft seines eigenen Kindes zu früh sich verzehrt, um im Dienste der Dynastie noch fruchtbar zu werden? Und insgesamt: ist es recht, ein Menschenkind, ein Königskind, so vorzeitig dem Kreis der Lebenden zu entreißen, daß es außer der Trauer der engsten Angehörigen keinerlei Spuren im Treibsand der Zeit zu hinterlassen vermag? – Es gehört zu den Gattungsmerkmalen eines Märchens, daß es als «Kleinliteratur» derlei Schilderungen nicht zu geben vermag, indem es niemals auf verschiedenen Handlungsebenen spielt, sondern die Welt nur aus einer einzigen Perspektive: aus der Sicht der zentralen Person der Erzählung[56], betrachtet; und so deutet das Märchen vom *«Gevatter Tod»* allein die Gefühle an, die *in dem Arzt* aufsteigen, als *er* den Tod zu Füßen des Krankenlagers der Prinzessin erblickt. Da ist als erstes «die große Schönheit der Königstochter» zu nennen, die er anschaut nicht, wie bisher, mit den diagnostizierenden Augen des Arztes, sondern zum erstenmal mit den bewundernden Blikken eines Liebenden.

Es mag an dieser Stelle dahinstehen, wie man in der Ästhetik den Begriff der *Schönheit* philosophisch definiert[57]; in jedem Falle bedeutet er ein Zusammenspiel von Wohlgestalt und Körperlichkeit, von vollendeter Form und leibhaftiger Präsenz, – ein Ineinanderfließen von Licht und Schatten zu einem Gewebe aus Anmut und Liebreiz. Kein Kontrast könnte deshalb größer sein als das schmerzhafte Zusammentreffen der Schönen mit dem Tod, der sinnlichen Fülle vibrierenden, glutvollen Lebens mit der skeletthaften Dürre der Vergänglichkeit. Ein Anblick entsteht, wie er voller Erschrecken im Jahre 1893 unter dem Titel *«Der Tod und das Mädchen»* EDVARD MUNCH zum Vorbild gedient hat (s. Abb. 3), als er in einem Ölgemälde ein Mädchen darstellte, das der Tod als sein eigentlicher Geliebter in die knöchernen Arme schließt, sein linkes Bein in obszöner Direktheit zwischen die Schenkel der jungen Frau gestemmt, als wollte er in einem Akt brutaler Vergewaltigung die ihm willenlos Preisgegebene in einer perversen *danse de funèbre* mit seinem eigenen Unleben begatten und schwängern. Wer in die Liebe einwilligt, scheint der von Todesphantasien und -ängsten zeit seines Lebens geplagte norwegische Maler mit diesem Bild sagen zu wollen, der umfängt letztlich den Tod, der tritt ein in den unabänderlichen Kreislauf von Geburt und Sterben, Kommen und Gehen, Blühen und Welken. Doch wie schmerzlich berührt es, mitansehen zu müssen, daß der Tod buchstäblich in die Mitte eines noch blühenden Lebens tritt und es hinwegrafft, noch ehe es Zeit fand, in der Pracht seiner Schönheit zu reifen? Aller menschlichen Erwartung von Sinn und Gerechtigkeit spricht die blinde, augenlose Gestalt des Todes auf empörende Weise Hohn, und wen eben noch die Schönheit zur Liebe verlocken mochte, in dem kann die Grimasse des «Gevatter Tod» mit dem Drohen seiner dürren Faust nichts als Widerwillen und Widerspruch erregen. Für jeden, der einen Menschen aufgrund seiner Schönheit zu lieben beginnt, erscheint der Tod als Erzfeind und Gegner, den es mit allen Kräften zu bekämpfen gilt[58].

Was aber bedeutet es dann für den jungen Arzt, wenn er am Krankenlager der schönen Prinzessin dem Gefühl seiner Zuneigung *mehr* an Gehorsam entgegenbringt als den Drohgebärden seines Gevatters? In ihm selber, so müssen wir denken, begibt sich in diesem Moment eine Wandlung, die alles verändert, was ihm bisher als Leben gelten mochte. In diesem Augenblick tritt der Arzt unwiderruflich aus seiner Gelehrtendistanz heraus; er hört auf, nur in der Rolle des Arztes den Menschen zu begegnen und an ihrer Seite im Grunde die Farce eines dienstbaren Handlangers des Todes zu spielen; er gibt ein für allemal die tödliche Gleichgültigkeit und Gleichmütigkeit des begüterten und angesehenen Patenkindes des Todes preis und läßt sich ein auf die Welt wirklicher Empfindungen und menschlicher Leidenschaften. Er selber legt am Krankenlager der Geliebten endgültig die Berufsmaske des Arztes ab und wird ein verletzbarer, d. h. ein fühlender, weil mitfühlender, ein leidender, weil mitleidender, ein sympathischer, weil sympathetischer Mensch. Es ist wesentlich diese menschliche Seite an seinem Arztsein, es ist diese Vermenschlichung seiner selbst, die den jungen Arzt zu dem Akt des Ungehorsams gegen den Machtanspruch seines Herrn Gevatter treibt. Der Unterschied ist deutlich. Mag er als Arzt bisher auch noch so viele Menschen von ihren Krankheiten geheilt haben, er handelte doch stets im Einklang mit der Naturmacht des Todes, er handelte niemals aus der Kraft des eigenen Herzens; mag er mit seinen Erfolgen bislang noch so viel Geld und Ansehen gewonnen haben, jetzt geht es darum, in gewissem Sinne sein eigenes Leben zu gewinnen, indem er zugleich mit der Liebe sich auch zu sich selber, zu einem eigenen Anspruch ans Leben, zu einem eigenen Wohl und Wollen entscheidet.

Denn da ist der andere Punkt, den das Märchen zugleich mit der Schönheit der Königstochter erwähnt: die sichere Hoffnung des Arztes auf «das Glück, ihr Gemahl zu werden». Gewiß, an sich könnte man diese Bemerkung so auslegen, als wenn es dem Arzt auch jetzt noch lediglich um Karriere und Prestigegewinn, wie bislang, zu tun sei; doch dagegen spricht ganz entschieden eben dieses Motiv von der «Schönheit» der Königstochter. Nicht Macht und Reichtum mehr, sondern die Liebe ist es, die den Arzt «leichtsinnig» gegenüber den Warnungen und Drohungen seines «Gevatters» macht. Aber wie soll man nun denken? Soll man glauben, daß es dem Taumel der Verliebtheit bekanntermaßen eigentümlich sei, unvorsichtig zu werden und die gesetzten Schranken der Realität zu überschreiten? Dann wäre das Märchen vom *«Gevatter Tod»* an dieser zentralen Stelle nichts weiter als eine Parabel von deprimierender Moral: dem Arzt, müßte man denken, geschähe ganz recht, wenn der Tod ihn bestraft – er hätte sich nun einmal an die Regeln seines «Herrn Gevatters» halten müssen. Aber: Soll darin die Weisheit des Lebens bestehen? Soll es zum Gehorsam gegenüber dem Tod gehören, auf die Liebe zu verzichten und niemals *mehr* vom Leben zu verlangen, als im Schatten des Todes ein erkleckliches Einkommen und Auskommen zusammenzutragen? Sollte es wirklich diese Art von «Realismus» sein, zu welcher der Tod uns erzieht, daß wir jene Distanz zu den Menschen niemals aufgäben, die allein uns unempfindlich machen kann gegenüber den Schmerzen der Liebe im Angesicht des Todes? Nein und abermals nein!

Mit menschlichen Augen betrachtet, ist es nicht nur verständlich, sondern geradewegs notwendig, daß der junge Arzt in diesem Augenblick der Entscheidung über Leben und Tod dem stärksten Antrieb seines Herzens: der Liebe und eben nicht der Angst vor dem Tod, Folge leistet. Ist nicht ein einziger Moment wirklichen Lebens unendlich viel mehr wert als ein Dasein mediokrer Langeweile, das zu nichts anderem taugt, als im stetigen Starren auf die Allmacht des Todes das eigene Leben so lang hinzuziehen, als es nur geht? Und ist dieser selige Moment des Triumphes der Liebe über den Tod nicht geradezu ein Zeugnis mutiger, endlich erwachender Menschlichkeit?

Die Antike kannte Mythen und Legenden genug, die davon erzählten, wie eine Frau: eine weibliche Göttin oder eine vollkommen Liebende in der Gestalt der *Inanna*[59], der *Isis*[60] oder der *Alkestis*[61], sich in die Unterwelt begab, um den Geliebten: *Tammuz, Osiris* oder *Admetos* aus dem Totenreich zurückholen; und die Religion des *Orpheus* mochte ein solches Wunder der Liebe auch einem Manne, dem thrakischen Sänger *Orpheus*[62], zutrauen, der den Weg in das Schattenreich des Hades nicht scheute, um die geliebte *Eurydike* zurückzugewinnen. In all diesen Erzählungen war es bis zum Ende nicht ausgemacht, ob wirklich die Liebe den Sieg über den Tod davontragen könnte: *Inanna* (Ischtar) mußte nach Überwindung der sieben Pforten der Unterwelt nackt der Totengöttin *Ereschkigal* entgegentreten, *Orpheus* war es bekanntlich nicht vergönnt, *Eurydike* zu retten, und *Alkestis* mußte das eigene Leben aufs Spiel setzen, um den verstorbenen Gatten zu retten, und hätte nicht *Herakles* mit seiner Kraft den griechischen Todesgott *Thanatos* in die Knie gezwungen, so hätte *Alkestis* das Reich des Hades niemals verlassen dürfen[63]. – Die Vielzahl der Varianten dieses Motivs von dem Wagnis der Liebe gegenüber dem Tod lehrt durch sich selbst wohl bereits das Entscheidende; sie scheint es verbieten zu wollen, daß man *den Ausgang* der Geschichte für das Wesentliche nimmt. Mag es doch enden, wie das Schicksal es will, *wenn nur ein Mensch sich ein Herz faßt und im Angesicht des Todes die Liebe riskiert!* Lieber die Geliebte retten, als das eigene Leben liebeleer verlängern! Man möge die Handlungsweise des jungen Arztes ruhig *unbedacht* nennen, doch wer im Ernst wollte ihn tadeln, daß er keine Bedenken trug, des Todes zu spotten, wo es galt, die Geliebte zu

retten? Einzig durch diese Entscheidung wandelt sich der Arzt von einem bloßen Patenkind des Todes in einen Diener der Liebe, *in einen wirklichen Menschen.*
Freilich kommt die Liebe einem *Sündenfall der Erkenntnis* gleich[64]. In dem Grimmschen Märchen liest es sich wie eine spontane Reaktion der Rache, wenn der Tod jetzt unverzüglich «mit langen Schritten auf den Arzt zu» geht und ihm zornig entgegenschleudert: «Es ist aus mit dir, und die Reihe kommt nun an dich.» Was in den Mythen sonst den Preis für den Freikauf der Geliebten darstellt: der bittere Gang in die «unterirdische Höhle» des Todes, das ist hier das Ergebnis der gelungenen Rettung der Königstochter. Doch man tut gut daran, sich die «Strafe» des Todes nicht als einen kurzen Augenblick physischer Sterblichkeit vorzustellen, sondern daran zu denken, daß der Weg, auf dem der Tod «mit seiner eiskalten Hand» den jungen Arzt widerstandslos hinwegzerrt, einen Prozeß innerer Reifung beschreibt, der zwar mit dem Augenblick des Widerstandes der Liebe gegen den Tod begann, der jedoch fortan das ganze weitere Leben bestimmt. Erst einem Menschen, der «töricht» genug ist, sich inmitten einer Welt der Sterblichkeit zu verlieben, erscheint der Tod als Problem: nie wird er festhalten können, was er eben noch gerettet sah. Sein Blick muß sich öffnen für die gespenstische Rückseite des Daseins: was ist das Leben der Menschen anders als ein Heerzug verglimmender Lichter von unterschiedlicher Länge! Um jedes möchte man schützend die Hände breiten, auf daß es nicht von einem allzu jähen Windstoß ausgelöscht werde; doch bei aller Sorge und Sorgfalt weicht niemals die bittere Gewißheit der Kürze des Daseins: über kurz oder lang wird das Lebenslicht eines jeden zur Neige gehen! Biochemisch beinahe exakt können heute die Ärzte die innere Uhr in den Zellen eines lebenden Organismus ablesen: die Anzahl möglicher Zellteilungen und damit die Dauer des Lebens scheint vom ersten Augenblick an für jedes Lebewesen festgelegt. Doch es ist eines, um diese Tatsache zu wissen, und ein ganz anderes, mit ihr zu leben. Einzig die Liebe macht uns anhänglich an das Leben; nur sie lehrt uns, so etwas zu spüren wie eine allgegenwärtige Trauer der Vergänglichkeit; nur sie fordert uns auf, das kreatürliche Schicksal empörend zu finden. Sie ist es, die uns zugleich mit der Freude über die Gegenwart des Geliebten das Wissen um den unaufhaltsamen Abschied des Todes ins Herz legt. O ja, mit dem Verstand begreifen wir sehr wohl die Weisheit der Natur in der Höhle des Todes, mit der sie verfügt, daß für jedes neu angezündete Licht ein anderes verlöschen muß: Diese Welt hat nicht Raum für beliebig viele neue Lichter, und wer ihr das Ungleichgewicht eines stetig expandierenden Lebens zumuten will, der spielt am Ende erst recht dem Tod in die Arme[65]. Und doch gehört es zum menschlichen Leben, wenn es zur Liebe erwacht, daß es aus dem Strom des Allgemeinen auftaucht und nicht einwilligen mag in das Flackern und Verglühen der Lebenslichter der Menschen.
Es sei dahingestellt, woher das Bild von dem *«Lebenslicht»* selbst kommt; gewiß nicht von der Vorstellung der alten Ägypter, wonach die Seele des Menschen dem göttlichen Licht der Sonne am Himmel entstammt, das sich reflektiert an den irdischen Dingen und wieder zurücksteigt zu den Gestirnen der Nacht auf den Bahnen der Sonne[66], denn Bilder dieser Art kündeten nicht von der Angst der Vergänglichkeit, sondern im Gegenteil von der Gewißheit der Berufung allen Lebens zur Unsterblichkeit. Weit eher haben wir es in der Szenerie des Grimmschen Märchens mit einer Vorstellung zu tun, wonach die Seele des Menschen so etwas ist wie ein Funke, der dem Herzschlag entspringt, wie es das biblische Buch der *Weisheit* beschreibt (2,2): Leben ist dieser Vorstellung nach nichts weiter als Wärme und Atemhauch, als ein kontrollierter Verbrennungsvorgang – irgendwie bietet die moderne Biologie sogar so etwas wie eine späte Rechtfertigung dieser Ahnungen.
Aber es liegt keinerlei Trost noch Hilfe in solchen Betrachtungen. Das Ende des Märchens vom *«Gevatter Tod»* läßt weitaus mehr Fragen offen, als es zu beantworten vermag. Wie wenn er nicht einmal mehr die Kraft besäße, sich an die Rettung seiner Geliebten zu erinnern, sehen wir den Arzt am Ende gänzlich dem Zwinggriff des Todes ausgeliefert: er ringt und fleht um nichts weiter als um die Verlängerung seines Lebens – jetzt, wo er sein Glück in Händen zu halten glaubte! Wir werden, schmerzlich genug, zu Zeugen des haltlosen

Egoismus des eben noch Liebenden inmitten seiner Todesangst, ja sogar seines bedingungslosen Kampfes um den Erhalt des eigenen Daseins auf Kosten anderer: möge ersatzweise für ihn sterben, wer will, der junge Arzt gäbe alles darum, würde ihm nur selber ein neues Lebenslicht aufgesteckt! Er fände jetzt nichts mehr dabei, ein fremdes Leben zu verkürzen, wenn es nur ihm selber zustatten käme! Es ist ein bitteres Bild von der wirklichen Allmacht des Todes: von der *Todesangst,* die durch nichts mehr beruhigt wird.

Ein jeder Arzt kennt solche Szenen. «Es ist makaber», sagte vor einer Weile eine Frau zu mir, die, selber noch nicht 40 Jahre alt, auf der Warteliste für eine Nierentransplantation stand; «ich bin froh, daß es bald Sommer wird; im Sommer verunglücken mehr junge Leute auf ihren Motorrädern und in ihren Autos; ich möchte nicht so denken, aber es ist einfach so: nur durch den Tod anderer erhöhen sich meine Chancen.» Es ist ein unbarmherziges, grausames, grausiges Leben, das sich in der Höhle des Todes den Augen der Sterblichen darbietet. Zusammengebrochen scheint das Gefühl der Verbundenheit der Menschen miteinander gegen den Tod, und geblieben ist nichts als die verzweifelte Bitte nach Verlängerung des eigenen Lebens um jeden Preis. Schon daß der Tod imstande ist, alle Interessen auch des Arztes selbst auf nur noch diesen einen Gedanken zusammenzudrücken, muß jeden erschüttern, der soeben noch denselben Mann in der Kraft seiner Liebe ebenso mutig wie leichtsinnig dem Tode Paroli bieten sah. Nichts scheint geblieben von dem witzigen Übermut, der sich getraute, den «Herrn Gevatter» hinters Licht zu führen. Jetzt, im Anblick der Lichter des Todes, ist dieser Arzt, dieser große Liebende einer dem Leben zurückgegebenen Königstochter, nichts weiter als die gestaltgewordene klägliche Klage, ein wimmerndes Etwas, das, jeder Selbstachtung vergessend, den Tod anfleht, das eigene Lebenslicht parasitär an fremdem Leben zu erneuern. Man kann nicht anders sagen. Es geschieht dem jungen Arzt nunmehr ganz recht, wenn der Tod, im Gefühl seiner absoluten Überlegenheit, mit seinem Patenkind geradeso spielt wie dieses vorhin mit ihm: Der Tod stellt sich, wie wenn er dem Drängen seines Patensohnes nachkommen wollte, doch was von diesem als ein neues Arrangement des Lebens gedacht war, ist und bleibt ein Gemächte des Todes. Wie oft wähnen wir einen Aufschub noch dort, wo nur um so rascher das Ende sich naht! In Wahrheit «tut» der Tod gar nichts. Er «hintergeht» und «betrügt» nicht einmal, er steht nur ganz einfach da und zeigt dem verschüchterten Menschen, was ist. «Lehre mich, Herr, das Maß meiner Tage, daß ich erkenne, wie vergänglich ich bin. Siehe, nur handbreit hast du meine Tage gemacht, und meine Lebenszeit ist wie nichts vor dir. Ja, ein Hauch nur ist alles, was Mensch heißt. Nur wie ein Schatten geht der Mensch einher, macht Lärm um ein Nichts, häuft zusammen, und weiß nicht, wer einsammeln wird... Schau weg von mir, daß ich noch einmal aufblinke, eh ich dahinfahre und nicht mehr bin»[67] (Ps 39,5–7.14). So die Worte der Bibel. Die Frage bleibt offen: Wie leben wir menschlich im Gegenüber des Todes, und was tun wir, wenn wir, wie der griechische *Meleagros,* die Anzahl unserer Lebensjahre deutlich erkennen[68]? Es ist eine Frage, die sich aus ärztlicher Sicht nicht mehr beantworten läßt, denn sie stellt sich erst, wenn das Patenkind des Todes selber zu leben beginnt und es wagt, die Liebe zu lernen. Wenn nichts mehr zu «machen» ist, wie leben wir dann, und: wer *sind* wir dann? Eine Antwort darauf enthält nicht das Doppelmärchen vom *«Gevatter Tod»* und von dem *«Herrn Gevatter»,* eine Antwort darauf versucht die Grimmsche Erzählung von *«Fundevogel»*.

II. Fundevogel (KHM 51)

Es war einmal ein Förster, der ging in den Wald auf die Jagd, und wie er in den Wald kam, hörte er schreien, als ob's ein kleines Kind wäre. Er ging dem Schreien nach und kam endlich zu einem hohen Baum, und oben darauf saß ein kleines Kind. Es war aber die Mutter mit dem Kinde unter dem Baum eingeschlafen, und ein Raubvogel hatte das Kind in ihrem Schoße gesehen: da war er hinzugeflogen, hatte es mit seinem Schnabel weggenommen und auf den hohen Baum gesetzt. Der Förster stieg hinauf, holte das Kind herunter und dachte: «Du willst das Kind mit nach Haus nehmen und mit deinem Lenchen zusammen aufziehn.» Er brachte es also heim, und die zwei Kinder wuchsen miteinander auf. Das aber, das auf dem Baum gefunden worden war, und weil es ein Vogel weggetragen hatte, wurde Fundevogel geheißen. Fundevogel und Lenchen hatten sich so lieb, nein so lieb, daß wenn eins das andere nicht sah, ward es traurig.

Der Förster hatte aber eine alte Köchin, die nahm eines Abends zwei Eimer und fing an, Wasser zu schleppen, und ging nicht einmal, sondern vielemal hinaus an den Brunnen. Lenchen sah es und sprach: «Hör einmal, alte Sanne, was trägst du denn so viel Wasser zu?» «Wenn du's keinem Menschen wiedersagen willst, so will ich dir's wohl sagen.» Da sagte Lenchen, nein, sie wollte es keinem Menschen wiedersagen, so sprach die Köchin: «Morgen früh, wenn der Förster auf die Jagd ist, da koche ich das Wasser, und wenn's im Kessel siedet, werfe ich den Fundevogel 'nein und will ihn darin kochen.»

Des andern Morgens in aller Frühe stieg der Förster auf und ging auf die Jagd, und als er weg war, lagen die Kinder noch im Bett. Da sprach Lenchen zum Fundevogel: «Verläßt du mich nicht, so verlaß ich dich auch nicht.» So sprach der Fundevogel: «Nun und nimmermehr.» Da sprach Lenchen: «Ich will es dir nur sagen, die alte Sanne schleppte gestern abend so viel Eimer Wasser ins Haus, da fragte ich sie, warum sie das täte, so sagte sie, wenn ich's keinem Menschen sagen wollte, so wollte sie es mir wohl sagen; sprach ich, ich wollte es gewiß keinem Menschen sagen; da sagte sie, morgen früh, wenn der Vater auf die Jagd wäre, wollte sie den Kessel voll Wasser sieden, dich hineinwerfen und kochen. Wir wollen aber geschwind aufsteigen, uns anziehen und zusammen fortgehen.»

Also standen die beiden Kinder auf, zogen sich geschwind an und gingen fort. Wie nun das Wasser im Kessel kochte, ging die Köchin in die Schlafkammer, wollte den Fundevogel holen und ihn hineinwerfen. Aber als sie hineinkam und zu den Betten trat, waren die Kinder alle beide fort; da wurde ihr grausam angst, und sie sprach vor sich: «Was will ich nun sagen, wenn der Förster heimkommt und sieht, daß die Kinder weg sind? Geschwind hintennach, daß wir sie wieder kriegen.»

Da schickte die Köchin drei Knechte nach, die sollten laufen und die Kinder einlangen. Die Kinder aber saßen vor dem Wald, und als sie die drei Knechte von weitem laufen sahen, sprach Lenchen zum Fundevogel: «Verläßt du mich nicht, so verlaß ich dich auch nicht.» So sprach Fundevogel: «Nun und nimmermehr.» Da sagte Lenchen: «Werde du zum Rosenstöckchen und ich zum Röschen darauf.» Wie nun die drei Knechte vor den Wald kamen, so war nichts da als ein Rosenstrauch und ein Röschen obendrauf, die Kinder aber nirgend. Da sprachen sie: «Hier ist nichts zu machen», und gingen heim und sagten der Köchin, sie hätten nichts in der Welt gesehen als nur ein Rosenstöckchen und ein Röschen obendrauf. Da schalt die alte Köchin: «Ihr Einfaltspinsel, ihr hättet das Rosenstöckchen sollen entzwei-

schneiden und das Röschen abbrechen und mit nach Haus bringen, geschwind und tut's.» Sie mußten also zum zweitenmal hinaus und suchen. Die Kinder sahen sie aber von weitem kommen, da sprach Lenchen: «Fundevogel, verläßt du mich nicht, so verlaß ich dich auch nicht.» Fundevogel sagte: «Nun und nimmermehr.» Sprach Lenchen: «So werde du eine Kirche und ich die Krone darin.» Wie nun die drei Knechte dahin kamen, war nichts da als eine Kirche und eine Krone darin. Sie sprachen also zueinander: «Was sollen wir hier machen, laßt uns nach Hause gehen.» Wie sie nach Haus kamen, fragte die Köchin, ob sie nichts gefunden hätten; so sagten sie, nein, sie hätten nichts gefunden als eine Kirche, da wäre eine Krone darin gewesen. «Ihr Narren», schalt die Köchin, «warum habt ihr nicht die Kirche zerbrochen und die Krone mit heimgebracht?»

Nun machte sich die alte Köchin selbst auf die Beine und ging mit den drei Knechten den Kindern nach. Die Kinder sahen aber die drei Knechte von weitem kommen, und die Köchin wackelte hintennach. Da sprach Lenchen: «Fundevogel, verläßt du mich nicht, so verlaß ich dich auch nicht.» Da sprach der Fundevogel: «Nun und nimmermehr.» Sprach Lenchen: «Werde zum Teich und ich die Ente drauf.» Die Köchin aber kam herzu, und als sie den Teich sah, legte sie sich drüber hin und wollte ihn aussaufen. Aber die Ente kam schnell geschwommen, faßte sie mit ihrem Schnabel beim Kopf und zog sie ins Wasser hinein; da mußte die alte Hexe ertrinken. Da gingen die Kinder zusammen nach Haus und waren herzlich froh; und wenn sie nicht gestorben sind, leben sie noch.

Tiefenpsychologische Deutung

Auf den ersten Blick ähnelt diese Geschichte einer Vielzahl anderer Märchen und verleitet deshalb auch zu entsprechenden Deutungen. Das Motiv der zwei Kinder, die vor der bösen Stiefmutter auf der Flucht sind, kennen wir z. B. aus *«Brüderchen und Schwesterchen»*[1], ebenso auch das Verwandlungsmotiv bzw. die magische Flucht mit dem befreienden Finale der Vernichtung der Hexe[2]; allenfalls erfahren wir über das Verhältnis von «Vater» und «Mutter» (von «Jäger» und «Köchin») spezifische Details der Geschichte, wie z. B. daß die «Köchin» keine Angst hat, den «Fundevogel» zu kochen, wohl aber sich vor dem «Jäger» fürchtet, weil ihr die Kinder entlaufen sind. In tiefenpsychologischer Deutung müßte man aus solchen scheinbar grotesk wirkenden Widersprüchen den Schluß ziehen, daß die «Stiefmutter» sich aufs äußerste abhängig fühlt von den Weisungen ihres «Arbeitgebers» und daß sie mit ihrer angstbesetzten Überfürsorge für die Kinder erstickend und verschlingend wirkt, ganz so als wenn sie die Kinder im «Wasser» (im Mutterschoß) festhalten wollte[3]; das Schlußbild, wie die «Köchin» von der «Ente» getötet wird, stellt denn auch die adäquate Strafe dar: Gleiches für Gleiches – die böse Stiefmutter wird im Wasser ersäuft, ganz so wie sie den «Fundevogel» im Wasser hatte kochen wollen[4]. Aus alldem ginge hervor, daß das Märchen vom *«Fundevogel»* eine Entwicklungsgeschichte darstellte, die von den Schwierigkeiten der Loslösung eines Kindes von seiner überfürsorglichen Mutter erzählte und dabei das charakteristische Problem der psychischen Spaltung, verkörpert in den zwei Kindern, in den Mittelpunkt der Handlung rückte[5]. Auf Schritt und Tritt ergäben sich dabei Parallelen zu dem Märchen von *«Brüderchen und Schwesterchen»,* bis auf den Umstand, daß diese Geschichte aus der Perspektive eines heranwachsenden *Mädchens* erzählt wird, während im *«Fundevogel»* der *Junge* als die zentrale Persönlichkeit anzusehen ist; war dort das «Brüderchen» als die Gestalt des *animus* zu deuten[6], so ist hier das «Lenchen» in dem Fundevogel-Märchen als ein Bild der *anima* zu lesen. Im großen und ganzen läßt sich mit solchen Deutungen das Märchen recht gut verstehen; kein Wunder deshalb, daß in der Literatur das Märchen vom *«Fundevogel»* immer wieder als ein Beispiel für die Problematik von Mutter und Sohn bzw. für die Schwierigkeiten der Loslösung des Kindes von der Mutter angesehen wird[7].

Und dennoch müssen Betrachtungen dieser Art im letzten ungenügend bleiben. Gerade die Parallele zu dem Märchen von *«Brüderchen und Schwesterchen»* zeigt den entscheidenden Unterschied: Keine Entwicklungsgeschichte im Märchen kann darauf verzichten, neben der *Loslösung* von den Eltern die *Erlösung* durch die Liebe eines Königs(sohnes) oder einer Königstochter zu schildern; wo ein solches Motiv *nicht* auftaucht, muß man in aller Regel allein schon darin einen Hinweis erblicken, daß das betreffende Märchen etwas ganz anderes erzählen will als die psychische Entwicklung eines Kindes. So liest sich z. B. das Märchen von der *«Frau Holle»* äußerlich ebenfalls als die Entwicklungsgeschichte zweier Kinder; in Wahrheit aber handelt es sich bei der Geschichte um eine religiöse bzw. philosophische Parabel zu der ewigen Problematik der Gerechtigkeit und der Ungerechtigkeit der Weltordnung, die in der germanischen Göttin *«Hulda»* verkörpert ist[8]; einzig in *dieser* Betrachtung versteht man, warum das Märchen auf die sonst übliche Liebesgeschichte völlig verzichten kann. Ganz ähnlich erscheint auch die Erzählung vom *«Fundevogel»* nur so lange als «unvollständig», wie man sie mit den Mitteln der Tiefenpsychologie als eine Entwicklungsgeschichte zu interpretieren sucht; das Bild ändert sich indessen vollkommen, wenn man das Märchen als eine symbolische Gleichniserzählung auf die menschliche Existenz angesichts der ständigen Bedrohung durch den Tod versteht; kein Teil des Märchens erscheint dann noch als nebensächlich oder überflüssig, und vor allem: es gibt nichts mehr, was man an dem Erzählverlauf für fehlend oder ergänzungsbedürftig halten müßte. Wenn irgend die Regel gilt, daß ein Märchen erst dann wirklich verstanden ist, wenn es als eine organische Ganzheit in Erscheinung tritt[9], so läßt sich die Geschichte vom *«Fundevogel»* nicht als psychologische Entwicklungsgeschichte, sondern nur als eine existentielle Symbolerzählung in der Nähe zum Mythos begreifen.

Wie lebt man als Mensch an der Seite des Todes?, das ist nach dem bisher Gesagten unsere Ausgangsfrage. Es ist möglich, im Umgang mit dem Sterben anderer als *«Arzt»* den Tod schließlich als den wahren Herrscher dieser Welt zu betrachten und zwischen Tod und Teufel nicht mehr ein noch aus zu wissen, – so zeigte uns das Märchen von dem *«Herrn Gevatter»;* es ist auch möglich, dem Tod, belehrt durch die Liebe, nach Kräften entgegenzuarbeiten und eher den eigenen Tod zu riskieren als das fremde Sterben widerspruchslos hinzunehmen, – so das Märchen vom *«Gevatter Tod».* In keinem Falle aber ist es möglich, nach dem Vorbild von ALBRECHT DÜRERS Bild von *«Ritter, Tod und Teufel»* aus dem Jahre 1513 an der Unheimlichkeit der Welt hoch zu Roß, in Harnisch gepanzert, vorüberzuziehen, ohne von der Unheimlichkeit der Welt weiter Notiz zu nehmen, im Vertrauen etwa auf das Christuswort im Neuen Testament: «So jemand mein Wort wird halten, der wird den Tod nicht sehen ewiglich» (Joh 8,51)[10]. Im Gegenteil bleiben wir Menschen verletzliche, gebrechliche Wesen, Wanderer zwischen zwei Welten, Heimatlose, die sich in diesem Leben niemals ganz geborgen fühlen werden.

Den Grund für diese eigentümliche Natur des Menschen gibt das Märchen vom *«Fundevogel»* gleich zu Beginn der Erzählung in einem außerordentlich dichten Bild zu verstehen, dessen Bedeutung uns sogleich einleuchtet, wenn wir es einmal nicht nur in psychoanalytischer Methodik als «Familienroman»[11] bzw. als «Deckerinnerung»[12] der frühen Kindheit interpretieren, sondern in angegebener Weise wesentlich als ein Symbol des menschlichen Daseins zu verstehen suchen; deutlich wird dann zugleich auch, daß und wie die «existentiale» Auslegung eines Märchens das tiefenpsychologische Verständnis der jeweiligen Bilder sowohl voraussetzt wie übersteigt[13].

Psychoanalytisch wird man in dem Motiv von dem geraubten Kind den typischen Beginn von der «Geburt des Helden» erkennen[14] müssen und auf die *ödipalen* Gefühlsinhalte dieses Bildes verweisen: Der eigene Vater ist gar nicht der Vater – er hat das Kind nur *gefunden,* er ist ein Stiefvater; aber auch die Mutter an der Seite dieses «Stiefvaters» ist nicht die wirkliche Mutter. Diese ist in einem bestimmten Augenblick unaufmerksam genug gewesen, sich das Kind durch einen furchtbaren Raubvogel entwenden zu lassen, und eine «alte Köchin» ist an ihre Stelle getreten. In seinen Bemerkungen zu einer Kinderphantasie *Leonardo da Vincis* hat S. FREUD die *kastrativen* Momente dieser *Raubvogelsymbolik* herausgearbeitet[15]. Bereits im Kontext solcher Deutungen treffen wir unmittelbar auf ein ganzes Ensemble von Gefühlen, die ersichtlich den Erlebnishintergrund auch der Geschichte vom *«Fundevogel»* durchziehen: Einsamkeit und Fremdheit, Verlassenheit und Unverstandensein, Gefühlskälte im emotionalen Bereich, gepaart mit einer «köchinnenhaften» materiellen Verwöhnungshaltung der «Mutter» – alles in allem ein Gemisch von Gestimmtheiten, die den späteren Lebensweg eines Kindes zwischen Bindung und Ablösung, Nähe und Distanz, Abhängigkeit und Freiheit äußerst widersprüchlich gestalten müssen. Vor allem das Grundgefühl, eine allenfalls *geduldete* Existenz zu führen, dürfen wir nicht überhören: der «Fundevogel» muß froh sein, daß wenigstens der «Förster» sich seiner erbarmt hat, indem er auf sein Wimmern in den Zweigen des Baumes achthatte und die Güte besaß, ihn mit sich nach Hause zu tragen, um ihn an der Seite seiner rechten Tochter, des «Lenchens», aufzuziehen. Und doch kann eine rein psychologische Betrachtung dieser Erzählung nicht genügen. Dafür spricht ein wichtiger Umstand: In all diesen Bildern haben wir es mit Themenstellungen zu tun, die in den Mythen der Völker immer wieder auftauchen und sich keinesfalls auf bestimmte Ausformungen des «Ödipuskomplexes» festlegen lassen. So erzählen beispielsweise die *Hopi*-Indianer die Geschichte von *Omaomana,* einem Jungen, der sich, verstoßen von seinem Volk, nach Tagen des Aufenthalts in der Wüste in einen Adler verwandelte, und sie begehen ein eigenes Fest zu Ehren dieses Sohnes des Adlers[16]. Oder, um einen Beleg aus einer ganz anderen Zeit und aus einer ganz anderen Welt herbeizuziehen: die *Alten Ägypter* berichteten, wie der verstorbene *Osiris* von seiner Gemahlin *Isis* in der Gestalt des falkenköpfigen *Horus* wiedergeboren wurde[17]. Etwas, so scheinen diese Mythen in menschheitlichem Zeugnis sagen zu wollen, ist im Menschen selber «vogelhaft»: die Schwingen breitend, die Schwerkraft verlassend und grenzenlos frei; es ist aber diese Vogelnatur des Menschen nicht nur sein Segen, sondern oft auch seine Gefahr, ja manchmal sein Fluch, denn es ist sehr die Frage, wie ein Mensch sich auf Erden zurechtfinden mag, der schon als «Kind» (d.h. seinem ganzen Wesen nach!)[18] als ein Raubvogelentführter zu leben gezwungen war (d.h. *ist*).

Desgleichen besitzt das Motiv von dem Leben auf dem Baum bzw. von der *Baumgeburt* eine menschheitliche Verbreitung[19]. Die Menschen sind von den Bäumen auf die Erde gekommen – das ist nicht nur ein Reflex der Entwicklung des Menschen aus baumbewohnenden Primaten, es verleiht auch den Bäumen selbst eine stark mütterliche Symbolbedeutung[20]. So zeigt etwa die berühmte Bilderhandschrift der mittelamerikanischen *Mixteken,* die der Genealogie des Königreiches von Tilantongo gewidmet ist[21], wie am Anfang die Menschen *aus einem Baum* hervorgehen, und eine wichtige Jenseitshoffnung der *Azteken* richtete sich auf den himmlischen Baum Tamohuanchan, der als die Milchstraße am Nachthimmel erscheint und der insbesondere die Kinder ernähren wird, die schon als Säuglinge sterben mußten[22]. Auch wenn die Märchen erzählen, wie z. B. «Brüderchen und Schwesterchen» auf der Flucht vor der «bösen Stiefmutter» in einem *«Baum»* übernachteten, so darf man darin eine ausgesprochene Mutterleibsphantasie erblicken[23]. Für die Geschichte vom *«Fundevogel»* aber ergibt sich aus solchen Hinweisen der Völkerkunde ein Wesensbild der menschlichen Existenz von erstaunlicher Treffsicherheit und innerer Gespanntheit.

Denn die Geschichte eines *jeden* Menschen müßte man so erzählen: Er wird geboren aus den schlummernden Kräften der Welt, er ist das Kind seiner schlafenden Mutter, der Erde; und es entspräche ganz und gar seiner Sehnsucht nach mütterlicher Wärme und Geborgenheit, sein ganzes Leben lang nichts weiter zu sein als das Kind dieser «Mutter», die aus sich selber gebiert, jungfräulich, ohne Dazutun des «Mannes»[24], in einer Einheit, die sich selber vollzieht, ohne zu wissen, was durch sie geschieht. Zu einem bestimmten Zeitpunkt indessen bricht eine Macht in sein Leben ein, die ihn unwiderruflich seiner Erdgebundenheit entreißt und ihn zwingt, buchstäblich zwischen den Wolken zu leben. Das Bild des «Raubvogels» bedeutet in den Mythen und Märchen sehr oft die Sphäre des Geistigen[25], die wie eine Naturgewalt das kindliche Leben seiner naturhaften Geborgenheit entreißen kann. Nichts ist mehr selbstverständlich, sobald dieser «Raubvogel» zustößt; die scheinbar einfachsten Tatsachen – das bloße Faktum, auf Erden zu sein, rückt mit einemmal in die Höhe einer schwindelnden Rätselhaftigkeit bzw. einer abgründigen Fragwürdigkeit: Warum lebt ein Mensch, worauf gründet sich sein Dasein, aus welchen Wurzeln existiert er – auf keine einzige dieser Fragen, die sich unausweichlich stellen, sobald ein Mensch zu «Geist» erwacht und seiner selbst bewußt wird, gibt es eine annähernd befriedigende oder gar befriedende Antwort. Es ist wirklich so, als sei der Geist ein *feindliches Gegenprinzip,* ein Antagonist des kreatürlichen Daseins, ein *«Widersacher der Seele»* in der Sprache des Philosophen und Psychologen LUDWIG KLAGES[26], eine Gegenmacht jedes kindlichen Glücks. Vor allem scheint *ein bestimmter Typ* von Intellektualität als völlig unvereinbar mit wirklicher «Erdverbundenheit» und «Bodenhaftung». Es ist in diesem Zusammenhang, symbolisch gelesen, gewiß kein Zufall, daß gerade ein «Jäger» bzw. ein «Förster» den «Fundevogel» auf dem Baum findet. Man muß vor Augen haben, daß es keine Berufstätigkeit gibt, die seit unvordenklichen Zeiten so sehr *männlich* geprägt, weil von Männern ausgeübt, war und ist wie das «Waidhandwerk»[27]. Auf die Jagd zu gehen stellte (neben der kriegerischen Eroberung und der Verteidigung eines bewohnbaren Reviers für die eigene Sippe) von den Tagen der Menschwerdung an bis heute die zentrale Aufgabe des Mannes dar[28]; Jagd und Krieg haben dementsprechend bis in die Körperstatur hinein, physisch wie psychisch, die männliche Mentalität zutiefst geformt[29]. Zu erlegen und zu zerlegen, was ihn umgibt, stellt denn auch nach wie vor die Hauptbeschäftigung aller Aktivitäten des Mannes dar, und die Art von Intelligenz, die ein solches Tun ermöglicht, ist durch und durch die eines «Jägers» geblieben[30]. Es ist eine wesentlich zergliedernde, isolierende, fixierende, «tötende» Vernunft, die auf keine wirkliche Frage des Lebens eine Antwort zuläßt, sondern die im Gegenteil, je länger je mehr, die tragenden Kräfte des Lebens selber angreift und auflöst.

Insofern darf man sagen, daß das klagende, schreiende *«Kind»* auf dem *«Baum»* von dem *«Jäger»* nicht nur gefunden und als sein Stiefkind großgezogen wird, sondern daß der «Jäger» (entsprechend der «ödipalen» Phantasie) als der wirkliche *«Vater»* des «Fundevogels» betrachtet werden muß. Ein Wesen, das zwischen Himmel und Erde schwebt, unbehaust zwischen den Sternen und heimatlos auf der Welt, ein sich selbst durch die Macht des Bewußtseins Geraubter und Entführter, ein ewiges Kind, das weinend und jammernd nach einem Halt und nach einer Hilfe sucht, die es nicht gibt, – *das* ist der Mensch, sobald er der Lage seiner irdischen Existenz innewird, und es bedarf bereits der jägerhaft-männlichen, der analytischen Vernunft, um zu begreifen, daß es sich so verhält. Wie aber bringt der «Jäger» den «Fundevogel» *nach «Hause»,* wie gelangt der Mensch m.a.W. aus dem Zwischenreich seines «Baumlebens» wieder auf die Erde? Das ist die entscheidende Frage.

Es ist erstaunlich, daß der *«Jäger»* sich Rat weiß, indem er sich an sein *«Lenchen»* erinnert, mit dem gemeinsam er den «Fundevogel» aufzuziehen gedenkt. Offenbar ist die Berufsbezeichnung *«Förster»* für ihn doch korrekter als «Jäger», denn vorrangig für *diesen* Beruf ist nicht das Töten von Tieren, sondern das Bemühen, das lebendige Gefüge «des Waldes» zu pflegen und, so gut es geht, zu erhalten, und nur im Rahmen dieses Auftrags ist auch die «Jagd» sein Werk; das «Lenchen» aber steht, analog zu zahlreichen anderen Geschwister- (oder Stiefgeschwister-)Märchen, für den Teil des «Fundevogels», den dieser in sich (wieder-)findet, wenn er zur «Erde» zurückkehrt[31]. In dem «Lenchen» verkörpert sich die gesamte Welt des «weiblichen», des stärker emotionalen, wärmeren Anteils der menschlichen Psyche, der ganzheitlicher mit dem Leben verbunden ist als die «männliche» Welteinstellung. Beide «Kinder» werden einander vorgestellt als fremde, von ganz verschiedenen Eltern stammende Wesen, und dennoch gehören sie so eng und unverbrüchlich zueinander, «daß wenn eins das andere nicht sah», es traurig ward. Ein vergleichbares Motiv taucht in der Erzählung von *«Schneeweißchen und Rosenrot»* auf, der Geschichte zweier Kinder, die trotz ihres grundverschiedenen Temperamentes zu einer überaus glücklichen Einheit von Unschuld und Leidenschaft, Reinheit und Liebe, Selbstbewahrung und Selbsterfahrung finden, indem sie immer wieder, eines die Hand des anderen fassend, sich wechselseitig versichern, niemals voneinander zu lassen[32]. Was dort als Absicht und Wirklichkeit, erscheint in dem Märchen vom *«Fundevogel»* als Gefühl und Erfahrung; in beiden Märchen aber geht es um das Problem, wie sich eine *Einheit* des Psychischen gegen die Gefahr des jederzeit möglichen Zerfalls erhalten und aufrechterhalten läßt. Soviel jedenfalls ist in dem *«Fundevogel»*-Märchen von vornherein klar: ohne das Bündnis mit seinem Stiefgeschwister, dem «Lenchen», wäre der «Fundevogel» ganz und gar verloren.

Denn, so berichtet die Grimmsche Erzählung: «Der Förster hatte... eine alte Köchin...» Es muß an dieser Stelle eigentlich wundernehmen, daß von des «Försters» Frau bzw. von des «Lenchens» Mutter kein Sterbenswort erwähnt wird; doch das Erstaunen schwindet sogleich, wenn wir das Märchen vom *«Fundevogel»* eben nicht als eine Familiengeschichte, sondern in der vorgeschlagenen Weise als eine Art symbolischer Parabel auf die menschliche Existenz lesen. Gerade die zentrale Gestalt der «Köchin», die im folgenden die gesamte Geschichte bestimmt, erscheint dann als ein äußerst sprechendes Bild für die Kehrseite der *«Mutter Erde»* im Hintergrund bzw. im Untergrund unseres Daseins[33], und man kann der Wahrheit dieses Bildes nicht widersprechen. Sieht man genau hin, so verbirgt sich in allem, was lebt, mitten in der scheinbar so friedlichen Sonnenuntergangsstimmung an einem Dorfteich, zwischen den Gräsern einer in mildem Grün sich hinbreitenden Wiese oder im Wurzelgeflecht der mächtigen Bäume des Waldes ein ewiger Kampf um das Recht auf Leben, ein unablässiger Wechselkreislauf von Fressen und Gefressenwerden, der alle Glieder der endlosen Nahrungskette des Lebens als Opfer und Opferer wider Willen untrennbar miteinander verknüpft, ganz so als sei die Natur selber Schlachthof und Küche, «Köchin» und Konsumentin, ständig in einem.

In ihrer symbolistischen Erzählung *«Proserpina»* hat vor allem ELISABETH LANGGÄSSER diese unheimliche Wahrheit der Erneuerung allen Lebens aus dem Reiche des Hades unter den Händen der *Demeter* (Ceres) einmal mit bewegenden Worten geschildert:

«Proserpina stand jetzt dicht vor der Pforte; und zum erstenmal fühlte die Tochter der Ceres, daß der holde und liebevolle Schoß der Dinge zugleich Ursprung aller Ungeheuer und Grab der Lebendigen ist.

Einst war voll tiefer Beruhigung alles Sichtbare gewesen und hatte eine Mauer gebildet gegen das Nichtsein und den Abgrund hin: Musik im Glase, klirrte das Löffelchen; Brot und Milch und die graue Abendsuppe verbürgten ein ewiges Leben, und wie das Antlitz Gottvaters neigte sich der Kinderarzt über sie. Es war tröstlich, in bunten Büchern jene Menschen zu sehen, die den Wein tranken und aus gehäuften Schüsseln aßen, und von Knaben zu hören, die das wilde, starke und ungestüme Leben der Gesunden führten; doch noch viel süßer schien es ihr, in die rosigen Farben der letzten Amselstunde langsam und feierlich ihr Lieblingslied zu sagen und jenen frommen Worten noch lange nachzutönen, welche die Welt als eine stille Kammer bezeichnen und von der Dämmerung Hülle traulich und hold umfriedet wissen.

Denn nur das Ungreifbare war Bedrohung: Schlaf, Träume und die feurigen Brände des Blutes – und mit mächtigen Flügeln stand bis hierher eine helle und strahlende Tageswelt um die Zitternde und verbarg vor ihr die brauende Geisterschar.

Nun aber dunkelte das Mutterland. Nicht länger war der Mond ein guter Schäfer und der Schlaf ein weißes Sandkorn, das unter die Lider fällt; der braune Kuchen des Lebens ward nicht mehr gebacken aus Butter, Zucker, Mehl und heimatlichen Gewürzen; und aus der Obhut der vierzehn Engel war das Kind schon lange entlassen.

Wenn die Frauen auf gleitenden Füßen durch das Zimmer gingen, verwandelte sich ihre Gestalt vor den Augen des Mädchens: sie waren Bäume, die es mit grünen, dicht belaubten Armen umstrickten; Weiden, die ihre Zweige tropfend und wie hinter ewigen Wasserwolken auf das dampfende Kinderbett niedersenkten, und wie ein Feuersalamander saß die kleine Seele der Entrückten unter ihren Wurzeln und dem zitternden Bogen der Äste.

In jener Zeit geschah es häufig, daß das Kind die Mutter nach ihrer Herkunft fragte, und wenn die Gütige dann mit leuchtenden Augen erzählte, schien sie ihm eine jener Melusinen zu sein, welche an den Ursprung einer Quelle oder an das Mark eines Baumes gebunden sind. Es umklammerte ihre Hand und flehte sie an, nicht in den Wald zurückzukehren – eine Bitte, welche die Mutter mit schmerzlicher Bestürzung aufnahm und unerwidert ließ.

Dann sank wohl das Mädchen zurück, blieb lange unbeweglich liegen und sehnte sich mit der Kraft eines leidenschaftlichen und totgeweihten Herzens nach den gefährlichen Liebkosungen der Natur; es erinnerte sich der aufgewühlten Gartenwege, an denen jetzt bald die sommerlich heißen Blumen hervorbrechen mußten, und des Springbrunnens, dessen Feuchte den Rasen tränkte. Nun die Hülle des Sichtbaren einmal gefallen war, konnte nichts mehr es halten, und wie ein Schiff, dessen Strömung von einem Ungeheuer aufgetrunken wird, wurde es in den Mund der Schöpfung hinabgezogen.»[34]

«Dort, wo der üppige Rasen des Gartens von der Nässe der Brunnenwasser getränkt wurde und in tauben Binsen aufzuschießen begann, lagen Grottensteine, unter denen die feuchten und dämmerfarbenen Tiere der Erdmutter hausten: hastige Käfer, welche mit schauerlicher Süße die grabenden Hände besuchen, Unken, deren wimpernlose Augen die Feuer der Tiefe zu bergen scheinen, Puppen, Eier und Larven.

Hier war das Gedränge der Unfertigen und die Maskerade des Werdenden. Aus der hohlen Schale des Todes kroch das weiße Fleisch der Maden, das Verhärtete starb ab wie eine Hülsenfrucht, welche die Göttin entgegennimmt, um sie zwischen den Handflächen zu öffnen; und wie lebendiger Same floß die Vorgeburt durch die Erde. Doppeldeutig war das blinde Dasein dieser Tiere, und von den gärenden Toten unterschied sich ihre Verwandlung nicht. Hier entsprang das Geschlecht und war Sprung in dem Leben, Schärfe und Milde, Mann und Weib. Arachnes Bräutigam zitterte und rollte als erstarrtes Liebeslos unter die Felsen, wilde Pfade zog die hermaphroditische Schnecke, und nach verschiedenen Seiten krümmte sich, wenn das Eisen ihn traf, der Wurm davon.

Dies war die Aussaat des Hades, und es schien, als ob er selber hindurchgestiegen sei, um sich klein und rührend in den Augen eines Kindes zu spiegeln.

Denn es war nun stark, aber noch schmal genug, sein Haupt zwischen die Steine zu legen, während rings das hohe Gras es beschattete und sein Körper langsam in den Blick gezogen wurde wie eine Raupe, deren Leib dem Ziel der Taster sich hinzukrümmen scheint. Proserpina saß auf den Knien, die Schläfen bedeckt von dem Vorfall der Locken, und ruhte bei den Tieren.»[35]

Es ist dieses Ruhen im Schoß der Erde ersichtlich ein Ausruhen, das in kindlicher Verschmelzung ebenso dicht der Ekstase des Reifens wie der Fäulnis der Verwesung verschwistert ist. Nichts zu sein als ein Teil der Natur: Es ist der Alptraum der menschlichen Existenz ebenso wie ihre mythische Sehnsucht, einzugehen und aufzugehen in den Gesetzen des Alls. Aber wer ist das All, die Mutter Natur? Das furchtbare Schreckbild einer Naturmacht tritt vor unsere Augen, die unablässig gebiert und verschlingt, hervorbringt und zurücknimmt, verdaut und ausspeit und immer wieder in endlosen Spiralen von Leid und Schmerz sich emporringt zu höheren Stufen, auf denen lediglich mit neuen Mitteln und nach verfeinerten Regeln das alte Spiel von Geburt und Tod sich von neuem gestaltet, und dieses Bild läßt in der Tat, wie im Märchen vom *«Fundevogel»,* die «Mutter Natur» als eine *«Stiefmutter»* des Menschen, ja als eine kannibalische *«Köchin»* erscheinen, die ihre «Pflegekinder» jederzeit zu «kochen» und zu fressen gewillt ist. Was kann ein Mensch tun, dem die drei *«Knechte»* der «Köchin», die Boten des Todes, ein Leben lang auf den Fersen sind? – Das ist die eigentliche Frage der Grimmschen Erzählung.

Wie wenig das Grimmsche Märchen rein psychologisch zu verstehen ist, zeigt sich an dieser Stelle besonders an der Widersprüchlichkeit des Verhaltens der «Köchin» gegenüber dem «Lenchen» und gegenüber dem «Förster». Es mag noch angehen, daß die alte *«Sanne»,* wie die «Köchin» genannt wird, an einem bestimmten Abend auffallend viel Wasser vom Brunnen ins Haus trägt, obwohl es bereits merkwürdig bleibt, warum sie ihre bedeutsamen Maßnahmen vor den Kindern nicht besser verbirgt. Gänzlich ungereimt aber und völlig unverständlich erscheint ihre Schwatzhaftigkeit gegenüber den Fragen des «Lenchen». Wie denn, – es sollte einzig der «Köchin» bisher entgangen sein, wie eng die Freundschaft zwischen dem «Lenchen» und dem «Fundevogel» gediehen ist? Und es sollte allen Ernstes diese «Köchin» denken können, sie dürfte ihre schrecklichen Pläne dem Kind mitteilen, ohne daß das «Lenchen» augenblicklich dem «Förster», immerhin doch seinem Vater, Mitteilung davon machen würde, – von der unverzüglichen Benachrichtigung des «Fundevogels» ganz zu schweigen? Doch es kommt noch «besser». Wir sollen es offenbar für ganz normal finden, daß das «Lenchen» erst einmal in heiliger Einfalt schlafen geht und dabei so selig der Nachtruhe pflegt, daß es getrost am Morgen seinen Vater zur Jagd ziehen läßt, ehe es selbst den «Fundevogel» in den Mordplan der «Köchin» einweiht und mit ihm die Flucht ergreift. Ja, als schließlich die «Köchin» merkt, daß die Kinder ihr entlaufen sind, scheint es einzig ihre Angst vor dem «Förster» zu sein, die sie zu der Verfolgungsjagd der Kinder motiviert; dieselbe Frau also, die gerade noch keinerlei Bedenken trug, den «Fundevogel» in heißem Wasser wie ein Suppenhuhn gar zu kochen, fürchtet jetzt, wo ihr die Kinder glücklich entflohen sind, die Reaktion des «Försters». Man muß schon sagen: es gibt keine Psychologie der Welt, die imstande wäre, Absurditäten solchen Kalibers plausibel zu machen.

Die Sache stellt sich jedoch als ganz «vernünftig» dar, wenn wir, wie gesagt, die Darstellung des Märchens als Ausdruck einer symbolischen Metaphysik des menschlichen Daseins deuten. Wir begreifen dann schon, daß von einem bestimmten Zeitpunkt an eine Ahnung in dem «Lenchen» zu reifen beginnt, wie gefährdet das Dasein des «Fundevogels» in den Händen der «Köchin» sich ausnimmt. Irgendwo wohnt in einem jeden Menschen ein instinktives Wissen um die stete Bedrohung des Todes, doch es liegt zunächst einmal wirklich, je jünger ein Mensch sich noch fühlt, durchaus nahe, dieses instinktive Wissen zu *verschlafen* und vorerst nicht die geringste Folgerung daraus zu ziehen. «Es gibt zwar den Tod, doch er geht mich nichts an», so in etwa läßt sich *der Standpunkt der frühen Jugend* gegenüber dem Tod wiedergeben; seine Tatsache ist zwar bekannt, doch sie wird ignoriert, sie belastet nicht das Bewußtsein, – der «Fundevogel» selber, das eigene Ich, weiß nichts davon. Und genauso wenig weiß davon der «männliche» Verstand, der «Förster»; er mag auf alles eine Antwort haben, – für das Problem des Todes weiß er keine Lösung, er hält sich buchstäblich abseits, *im «Walde»* auf, wenn die «Köchin» ihren tödlichen Anschlag vorbereitet; ihr Treiben könnte und kann er wirklich nicht hindern, und doch ist *er* es eigentlich, um dessentwillen die «Köchin» schließlich die Verfolgungsjagd der entronnenen «Kinder» überhaupt aufnimmt. Man wird dieses Paradox am einfachsten so interpretieren können, daß die «Mutter Natur» es irgendwo ohnedies auf ihre (Stief-)Kinder abgesehen hat, daß aber die Art ihres Tötungsplanes die Gestalt einer unablässigen Verfolgung erst annimmt in Reaktion auf die planende «männliche» Vernunft: erst wenn es so etwas gibt wie ein zielgerichtetes Überlegen und Handeln, beginnt das Leben sich «auf den Weg» zu machen; gerade dann aber muß das sichere Schicksal des Todes wie ein ständig verfolgender Schattenbegleiter auf Schritt und Tritt hinterdrein kommen und das ganze Leben in eine Fluchtbewegung vor den «Boten» der «Köchin» verwandeln; und da sich rational bzw. pragmatisch an dieser Grundsituation des menschlichen Daseins durchaus nichts ändern läßt, verstehen wir, so betrachtet, auf einmal sehr gut, warum die Gestalt des «Försters», diese Symbolfigur der männlichen Vernunft, im folgenden keine weitere Erwähnung findet: alles, was sich fortan begibt, spielt zwar innerhalb des Widerspruchs zwischen der dumpfen Naturmacht der «Köchin» und der Geistigkeit des «Försters», und doch geschieht es erst nach dem Weggang des «Försters», in seiner *Abwesenheit* ganz wortwörtlich: Was die Natur im Rahmen ihrer Gesetze mit den Menschen macht, läuft im Grunde, der Darstellung des Grimmschen Märchens zufolge, auf den erklärten Gegensatz zu aller menschlichen Vorstellung von Sinn, Planung und Ordnung hinaus, und doch kann die menschliche Vernunft in keinem Detail die Verfolgungsjagd der Naturmacht im Hintergrund des menschlichen Daseins verhindern oder aufhalten. Alle Bilder der Grimmschen Erzählung, die in rein psychologischer Betrachtung als unauflösbar widersprüchlich erscheinen müssen, erschließen sich wie von selber, wenn wir in ihnen Symbole der menschlichen Reifung angesichts der ewigen Frage des menschlichen Daseins gegenüber der alles verschlingenden «Köchin» Natur erkennen. – Was aber bleibt dann dem Menschen, wenn er an sich nicht mehr ein noch aus weiß und nur noch in die Welt hinein zu fliehen vermag, um ein Leben zu erobern, das immer wieder vom Tode eingeholt zu werden droht? Das ist der Kern der Problematik des menschlichen Daseins, wie das Grimmsche Märchen sie jetzt schildert.

Ganz entscheidend ist bereits, daß das «Lenchen» und der «Fundevogel» jetzt, im Augenblick des beginnenden Todesbewußtseins und inmitten der Angst, geschwisterlich zusammenhalten und sich *gemeinsam* auf die Flucht begeben. Schlimmer noch als der Tod, so deutet es das Grimmsche Märchen in dieser Szene an, ist für einen Menschen unzweifelhaft der drohende Zerfall seiner Persönlichkeit, oder, umgekehrt gesagt: das beste Mittel gegen die Bedrohung der menschlichen Existenz durch die Todesangst besteht in einem noch stärkeren Zusammenhalt von «anima» und «Ich», von Gefühl und Bewußtsein, von

Instinkt und Wahrnehmung – des «Lenchen» und des «Fundevogels» also. Es ist ein unvermuteter, aber äußerst wichtiger Gedanke, daß als erstes das «Lenchen», um ganz sicherzugehen, den «Fundevogel» nach seiner unerschütterlichen Treue fragt und erst, als es dieser gewiß sein kann, ihm den mörderischen Anschlag der «Köchin» entdeckt.

An sich möchte man glauben, daß das «Lenchen» in seinem Wissen um die drohende Gefahr dem «Fundevogel» helfend und rettend zur Seite stehen würde und daß es sich jedenfalls vorerst nicht zu fürchten brauchte, seinerseits von ihm verlassen zu werden; gleichwohl besteht diese Gefahr gerade jetzt! Denkbar wäre durchaus, daß der «Fundevogel» sich auf die Mitteilung seiner Stiefschwester hin in panischem Schrekken aus dem Staube machen und das «Lenchen» im Hause der «Köchin» allein zurücklassen würde; – für ein solches Vorgehen spräche immerhin, daß das «Lenchen» selber von der «Köchin» bislang erkennbar nicht bedroht wird. Gleichwohl zeigt das flehentliche Fragen des «Lenchen», daß mit der möglichen *Trennung* von dem «Fundevogel» mehr auf dem Spiel steht als die bloße Sorge, den Stiefbruder zu verlieren. Tiefenpsychologisch und existentiell begreift man sehr gut, welch eine Gefahr darin liegen muß, wenn unter der Zerreißprobe der Angst das «Lenchen» und der «Fundevogel» als symbolische Verkörperungen von «anima» und «Ich» voneinander getrennt würden. Gerade wenn das «Lenchen» mit seiner Person für den Bereich des Unbewußten steht, gilt nach einer alten Feststellung SIGMUND FREUDS, daß es den Tod oder genauer eine Begrenzung durch ein «Nein» für sich selber nicht kennt[36]; wohl vermag das «Lenchen» sehr genau und sensibel, weit früher als das Bewußtsein (als der «Fundevogel»), die Gefahr des Todes zu *ahnen,* es selbst aber bleibt von den mörderischen Vorbereitungen der «alten Sanne» offenbar ausgenommen. Der Grund für diese Darstellung ergibt sich aus der Struktur des Unbewußten selbst, das als ein kollektives, überzeitliches Element in die individuelle Existenz eingelagert ist und mit dem Untergang des Ichs durchaus nicht zu Ende geht. Gerade deshalb aber läßt sich unvermeidbar im Leben eines jeden Menschen, der zu sich selbst erwacht, ein Zeitpunkt voraussehen, an dem die «Köchin» den «Fundevogel» seiner (Stief-)Schwester zu entreißen droht. Ja, wenn es ihr gelänge, das «Lenchen» auf ihre Seite zu ziehen, so wäre es in der Tat um den «Fundevogel» augenblicklich geschehen. Die Situation gestaltet sich indessen psychisch gänzlich anders, wenn das «Lenchen» und der «Fundevogel» sich voneinander gerade *nicht* trennen lassen, sondern gemeinsam Front machen gegen die gemeinsame Todesdrohung. Zwar sind sie, auch gemeinsam, nicht imstande, die «Köchin» frontal anzugreifen, aber sie können doch gemeinsam versuchen, vor ihr zu fliehen, und als Fliehende werden sie lernen, die Diener der «Köchin» zu täuschen und am Ende sogar die «Köchin» selbst zu besiegen. Die entscheidende Voraussetzung dafür ist freilich, daß das «Lenchen» und der «Fundevogel» auf Gedeih und Verderb *zusammenhalten.* Stelle um Stelle, dreimal noch, wird im entscheidenden Moment das «Lenchen» seine Anfrage und seine Beistandserklärung an den «Fundevogel» erneuern: «Verläßt du mich nicht, so verlass' ich dich auch nicht», und der «Fundevogel» wird sagen: «Nun und nimmermehr.» Dieses immer wieder beteuerte Versprechen der Zusammengehörigkeit der beiden «Kinder» beschreibt nicht nur den Versuch, an keiner Stelle des Lebensweges über die Angst vor dem Tode die innere Einheit und Geschlossenheit preiszugeben, es spricht sich inhaltlich darin auch die einzige Form einer seelischen Haltung aus, die es erlaubt, dem Tod auf eine menschliche Weise zu entkommen.

Nichts eigentlich bedroht so sehr ein mögliches Gelingen seelischer Ganzheit als die Angst, letztlich die Angst vor dem Tode. Um den quälenden Anblick der jederzeit möglichen Gefährdung des Daseins zu vermeiden, erscheint es als überaus naheliegend, sich entweder in den einen oder in den anderen Pol der Existenz zu flüchten. Es ist möglich, den Tod gewissermaßen zu verleugnen, indem man das «Lenchen» erklären läßt, daß es mit ihm nichts zu tun habe; alles auf Erden, wenn es bei dieser Einstellung des Unbewußten bleibt, ist nichts als unwirklicher Schein, das individuelle Leben eine Illusion, real offenbar nur das sich vollziehende Leben in seinen endlos wechselnden Gestaltungen, der Tod mithin überall und nirgends, – in Wahrheit gibt es ihn gar nicht. So in etwa läßt sich eine Lebensanschauung formulieren, in welcher nur das «Lenchen» sich ausspricht, indem die Weite des Unbewußten sich selbst als eine metaphysische Unendlichkeit reflektiert. Umgekehrt ist es möglich, den Tod als einen Teil der Realität zu verleugnen, indem das Ich so zu leben versucht, als wenn es ihn nicht gäbe. Nehmen wir die Gestalt des «Fundevogels» als eine Verkörperung des Ichs, so müssen wir feststellen, daß das Bewußtsein überhaupt erst durch seine Verbundenheit mit dem «Lenchen» von den bedrohlichen Machenschaften der «Köchin» Kunde erhält; allein auf sich gestellt, müßte das Ich gegenüber der im Hintergrund lauernden Todesgefahr vollkommen blind bleiben, und ganz entsprechend müßte auch das Leben eines solchen «Fundevogels» erscheinen: Er würde sein Leben in etwa so einrichten, wie es der griechische Philosoph EPIKUR empfahl, nach der Devise: «Bin ich, ist der Tod nicht. Ist der Tod, so bin ich nicht. Also geht er mich nichts an.»[37] Aber ein Ich, das die Endlichkeit des Daseins ignoriert, läuft geradewegs blind dem Tod in die Arme, es lebt selber auf eine gefährliche Weise an der Wirklichkeit vorbei. Wie sollte der Tod uns nichts angehen, wenn er buchstäblich auf uns zukommt bzw., wie in dem Grimmschen Märchen, hinter uns herläuft? Es kommt sehr darauf an, daß das «Lenchen» und der «Fundevogel» gerade nicht durch die Todesangst voneinander getrennt werden, sondern fest zusammenhalten, indem das Fühlen und das Denken, die Unendlichkeit des Es und die Begrenztheit des Ich, das Kollektive und das Individuelle eine *gemeinsame* Antwort auf das Problem des Todes formulieren, das sie nur gemeinsam erkennen und nur gemeinsam lösen können.

Zu der Weisheit der Märchen gehört es, daß sie die Antworten auf mögliche Lebensfragen nicht in Form von Gedanken oder in Gestalt von immer richtigen (und deshalb niemals wirklich verbindlichen) Auskünften geben, sondern daß sie in Bildern bestimmte Schritte der Reifung skizzieren und vorschlagen, die stufenweise eine Frage beantworten helfen, für die es mit den Mitteln der Logik keine Lösung gibt.

Wie antwortet man *ganzheitlich* auf die Drohung des Todes? – Gewiß, wir alle sind auf der Flucht, und ein jeder für sich versucht, dem Tod, solange es geht, zu entlaufen. Aber die Art, mit der Grundgefährdung des Daseins umzugehen, stellt sich in den verschiedenen Lebensabschnitten recht unterschiedlich dar, und die Grimmsche Erzählung beschreibt sie, zeitlich geordnet, in drei sehr eindringlichen Bildern.

Da ist *zum ersten die Verwandlung* der beiden «Kinder» *in ein «Rosenstöckchen»* und in ein *«Röschen»*. Das gesamte menschliche Leben besteht entsprechend dem Märchen vom «Fundevogel» in nichts anderem, als der fressenden «Köchin» Natur zu entfliehen – wohl wahr. Doch immer wieder werden die «Knechte» der «Köchin», werden die Häscher des Todes uns einholen und das Leben in Frage stellen. Alles hängt mithin davon ab, sich Lebensabschnitt für Lebensabschnitt zu *wandeln,* indem man vor der entscheidenden Herausforderung des Todes nicht länger mehr wegläuft, sondern innehält und innerlich die Antwort zu geben versucht, die jeweils an der Stelle des bisherigen Lebensweges möglich und notwendig ist. So zu Beginn *die Antwort der Jugend:* Es ist die unmittelbarste, fröhlichste und heiterste Reaktion auf die Nähe des Todes, sich seinen Augen zu entziehen in dem Blühen und Reifen jugendlicher Schönheit. Wir würden früh schon ersterben ohne den unbekümmerten Mut der Jugend, sich so vital und intensiv wie möglich dem Leben anheimzugeben. Keine erklügelte, vom Ich überlegte, willentlich vorgesetzte «Maßnahme» ist hier zu treffen, – es ist bezeichnenderweise das «Lenchen», das eigene Unbewußte, das spontan das Richtige findet: Leben! So üppig und innig, als es nur geht! Es gilt, sich mit der Erde zu verwurzeln und das Wachstum der Blumen zum Vorbild zu nehmen. Es kommt darauf an, einfach zu *sein* und die Kräfte im Inneren sich entfalten zu lassen, bis die Gestalt in uns heranreift, zu der wir berufen sind. Wie viele Menschen werden diesen Jahren der Jugend hinterhertrauern, nur weil sie damals nicht richtig gelebt haben bzw. nicht richtig haben leben dürfen, und infolge des ungelebten Lebens werden die Schattenhände des Todes: Unerfülltheit und Schwermut, nach dem späteren Dasein greifen. Die «Knechte der Köchin» müssen indessen unverrichteter Dinge wieder abziehen, sobald wir uns ungehemmt in das Gewand des «blühenden Lebens» kleiden.

Wer das Bild des «Rosenbäumchens» und des «Rösleins» vor sich sieht, mag wohl unwillkürlich an die «rote Rose Leidenschaft» erinnert werden, die von den Dichtern so gern besungen wird, an die Wonne und das Glück einer zum erstenmal alle Hüllen sprengenden Liebes- und Lebenslust und an die juniheiße Wärme liebedurchfluteter Sommertage. Es ist ein Leben, wie THEODOR FONTANE es in seinem Gedicht «Guter Rat» einmal besungen hat:

«An einem Sommermorgen
Da nimm den Wanderstab.
Es fallen Deine Sorgen
Wie Nebel von Dir ab.

Des Himmels heitere Bläue
Lacht Dir ins Herz hinein,
Und schließt, wie Gottes Treue,
Mit seinem Dach Dich ein.

Rings Blüten nur und Triebe
Und Halme von Segen schwer,
Dir ist als zöge die Liebe
Des Weges nebenher.

So heimisch alles klinget
Als wie im Vaterhaus,
Und über die Lerchen schwinget
Die Seele sich hinaus.»[38]

Gewiß, man kann selbst eine solch heitere Lebenseinstellung noch als einen «Hedonismus» der Verzweiflung mißdeuten, indem man darin nichts weiter sieht als eine Haltung nicht des spontanen Standhaltens vor dem Tod, sondern der verborgenen Todesfurcht und Todesflucht, ja es kann sein, daß beide Haltungen sich äußerlich mitunter sogar sehr ähnlich sehen. So vernehmen wir beispielsweise im Buch der *Weisheit* (2,4–9) Ratschläge, die der «sommerlichen» Weisung FONTANES sehr ähnlich sehen, ohne es wirklich zu sein:
«Unser Leben geht vorüber wie die Spur einer Wolke, / und wie ein Nebel wird es sich verflüchtigen, / der vertrieben wird von den Strahlen der Sonne / und von ihrer Wärme zum Sinken gebracht wird. / Denn eines Schattens Vorüberziehen ist unsere Lebenszeit, / und nicht gibt es eine Wiederholung unseres Endes, / weil es versiegelt ist und keiner wiederkehrt. / Herbei denn, laßt uns genießen der vorhandenen Güter / und laßt uns geschwind die Welt ausnutzen als in der Jugendzeit. / Mit kostbarem Wein und Salben wollen wir uns füllen, / und nicht möge eine Frühlingsblume uns entgehen. / Bekränzen wir uns mit Rosenknospen, ehe sie verwelken! / Keine Wiese möge es geben, die wir nicht schwelgend durchstreifen. / Niemand von uns entziehe sich unserem ausgelassenen Treiben; / überall wollen wir zurücklassen Erinnerungszeichen unserer Lustigkeit, / weil dies unser Teil und dies unser Los.»[39]
Solche Maximen klingen zwar anakreontisch-verwegen[40], aber gerade deshalb haben sie nichts zu tun mit der unverfälschten Verwandlung der Jugend in den Zauber erblühender Schönheit und unbezähmbarer Sehnsucht nach der Fülle des Lebens. Nichts von der resignierten Müdigkeit überalteten Welkens findet sich in dem Bilde des «Rosenbäumchens» und des «Rösleins», in welche in dem Grimmschen Märchen sich das «Lenchen» und der «Fundevogel» vor den «Knechten der Köchin» verwandeln. Man höre zum Vergleich nur einmal die «Weisheitsworte» aus dem Buch des *«Predigers»* (9,4–20), das sich mit zahlreichen gleichlautenden Ansichten der *Alten Ägypter*[41] zu der vollkommenen Aussichtslosigkeit des irdischen Daseins bekennt, um daraus die desperate Folgerung eines um so intensiveren Lebensgenusses zu ziehen: «Wer noch zur Schar der Lebenden gehört, der hat noch etwas zu hoffen; denn ein lebender Hund ist besser als ein toter Löwe. Die Lebenden wissen doch, daß sie sterben müssen, die Toten aber wissen gar nichts, sie haben auch keinen Lohn mehr; denn ihr Andenken ist vergessen. Auch ihr Lieben und Hassen und Neiden ist längst dahin, und sie haben an nichts mehr teil von allem, was unter der Sonne geschieht. Geh, iß mit Freuden dein Brot und trink deinen Wein mit fröhlichem Herzen; denn längst hat Gott dein Tun gebilligt. Trage allezeit weiße Kleider und laß deinem Haupt das Öl nicht mangeln. Genieße des Lebens mit dem geliebten Weibe alle die Tage des flüchtigen Daseins, das dir verliehen ist unter der Sonne; denn das ist dein Teil am Leben und für die Mühe, mit der du dich abmühst unter der Sonne. Alles, was du tun kannst, das tue nach deinem Vermögen; denn in der Unterwelt, wohin du gehst, gibt's nicht Schaffen noch Planen, nicht Erkenntnis noch Weisheit mehr.»[42]
Der Jugend bzw. dem jugendlichen Er-

blühen, wie das Grimmsche Märchen es schildert, sind derartige Räsonnements der Resignation vollkommen fremd. Auch die Jugend lehnt es ab, sich mit dem Tod weiter zu befassen, aber ihre Antwort ist das spontane organische Reifen selbst, nicht die Entschlossenheit, mit der das Alter sich ein letztes Mal noch an die Erde zu klammern sucht. Die Jugend wurzelt selbst in den Kräften der Erde – das ist etwas vollkommen anderes als der immer matter werdende Haftversuch späterer Jahre; sie hört ganz einfach auf, vor dem Tod noch länger wegzulaufen – gerade darum ist sie für ihn unerreichbar; sie lebt in üppiger Verschwendungsbereitschaft, – darum stirbt es sich eher leicht in der Jugend. Über allem liegt in den Tagen der Jugend der erfrischende Tau von Morgenfrühe und Sonnenaufgang, und ihre Kräfte scheinen unbesiegbar in den Strahlen des Lichtes, das sie ins Dasein ruft. Noch weiß sie kaum um den sich verströmemden Reiz ihrer eigenen Pracht, um die beneidenswerte Unverfälschtheit ihrer Gebärden, um die offene Klarheit ihrer schimmernden Augen. «Mein Leben lang hab ich das Paradies gesucht, / das hier einst war / und gefunden hab ich seine Spur / nur auf den Lippen der Frauen / und auf der Rundung ihrer Haut, / die warm ist von Liebe», meinte der tschechische Dichter JAROSLAV SEIFERT[43]. Die Jugend, wenn sie mit all ihren Kräften zum Leben erblüht, kennt nicht den Tod, und der Tod erkennt sie nicht. Unverrichteter Dinge müssen daher die «Knechte der Köchin» wieder abziehen vor dem überraschenden Wunder einer Verwandlung, die ihnen keinerlei Handhabe bietet. Die Jahre der Jugend sind in sich selber ein einzigartiger Triumph über den Tod.

Und dennoch ist selbst die Jugend nur *eine* Wegmarke auf der Flucht des menschlichen Daseins vor dem Zugriff des Todes; sie ist eine erste gültige, doch keine letztgültige Antwort. Wohl ist es entscheidend, was das «Lenchen» und der «Fundevogel» erreicht haben: ihr immer neu bestätigter Zusammenhalt ist es, der jetzt erlaubt, eine innerlich einheitliche Gestalt dem Tod entgegenzustellen und gegenüber seinen Anschlägen in gewissem Sinne unangreifbar zu werden. Die «Köchin» hat insofern ganz recht: um das Leben in dem Erblühen der Jugend zentral zu gefährden, müßte man «das Rosenstöckchen entzweischneiden und das Röschen abbrechen und mit nach Haus bringen»; doch genau das kann ihren «Knechten» nicht gelingen: das «Lenchen» und der «Fundevogel» *lassen* sich nicht auseinanderreißen, ja die «Knechte der Köchin» kommen gar nicht erst auf die Idee, es zu versuchen. Es ist ein Vorrecht der Jugend, so «konsistent» zu existieren, daß es jeden Gedanken an Zergliederung und Aufspaltung von sich abweist. Dabei wüßte die «Köchin» eigentlich schon, wie zu verfahren wäre: man müßte das «Lenchen», das die Gestalt einer Rose angenommen hat, wieder «nach Hause» zurückholen und den «Fundevogel», der in dem Rosenstock verkörpert ist, zerstören; es müßte, mit anderen Worten, gelingen, das gewissermaßen «pflanzliche», organische Reifen der Jugend bis in die Wurzeln hinein «entzweizuschneiden» und damit gerade die Gefahr zu verstärken, die in dem «Fundevogel» ohnedies angelegt ist: das Leben zu zergrübeln und zu zergliedern, statt es mit aller Kraft einzugehen und durchzustehen. Es ist ein wichtiger Erfahrungssatz der Psychotherapie, daß insbesondere Jugendliche, die immer wieder angstvoll vom Tode sprechen, eigentlich «nur» Angst haben vor dem Leben[44]; gerade eine bestimmte Form der Geistigkeit aber neigt ohnedies dazu, das Leben in ein Geflecht von Mutmaßungen, Hypothesen und Möglichkeiten zu verwandeln; bei jedem Schritt *ins* Leben regt sich die Angst *vor* dem Leben und setzt eine Art überreflektierter Todesstarre an die Stelle lebendiger Entwicklung[45].

So erzählte vor einiger Zeit ein heute etwa 50jähriger Mann von den Erinnerungen seiner Jugend. «Ich war damals, mit ca. 18 Jahren», gestand er, «ein wüster Hagestolz. Ich hatte Angst vor allem, insbesondere vor der Nähe eines Mädchens. Die einzige Art, mit jemandem zu reden, war das Problematisieren von allem und jedem. Gott und die Welt, die Entwicklungsländer und der Artenschutz, Politik und Meteorologie – mir fiel immer etwas ein, um von mir abzulenken und die Nähe des anderen zu meiden. Ich dachte und dachte, eigentlich nur, um die Wirklichkeit zu pulverisieren, damit sie mich nicht verletzen könnte. Ich hatte ständig Angst vor dem Tod, aber ich glaube, ich war damals selbst wie der Tod. Ich bestand nur aus Gedanken, und unter dem Gegrübel zerbröselte und zerfaserte alles in der ‹Gewißheit der Endlichkeit›, wie ich das nannte, in der fast schon vertrauten Nähe des Verlöschens.» So ähnlich wird man sich das «Entzweischneiden» des «Rosenstöckchens» durch die «Knechte der Köchin» vorstellen müssen. Erst dann wird deutlich, daß der «Fundevogel» wirklich nur gerettet werden kann durch die unzertrennliche Einheit mit dem «Lenchen». Allein die Nähe der «weiblichen» Logik wärmerer Gefühle kann verhindern, daß die Geistigkeit, die der «Fundevogel» verkörpert, schutzlos und isoliert sich selber preisgegeben bleibt. Das Denken eines Mannes ändert sich strukturell, je nachdem, ob es wesentlich auf eine Frau bezogen ist oder nicht, und ohne die notwendige Ergänzung durch die Eigenart des Weiblichen gerät die männliche Mentalität nur allzu rasch auf den Weg der Selbstzerstörung[46].

Aber auch umgekehrt. Ohne die Einheit mit dem «Fundevogel» würde das «Lenchen» nichts weiter sein als ein wurzelloses, vom Stamm geschnittenes «Röslein», das, kaum erblüht, im Schatten der Köchin» dahinwelken müßte. Um gegen den allzufrühen Tod der Jugend zu bestehen, genügt nicht die Schönheit und Vitalität allein, es muß zu einer geistigen Überzeugung werden, was als Erleben in den Tagen der Jugend sich meldet, es muß gedacht werden, was im Gefühl sich regt, es muß einen inneren Halt bekommen, was als verlockende Pracht sich nach außen meldet. Der Tod ist tödlich erst, wenn es ihm gelingt, im Erleben der Angst die seelischen Kräfte voneinander zu trennen, deren innere Einheit allererst so etwas wie Wachstum und Reife ermöglicht. Wie viele «Röslein» mitten in der Blüte jugendlicher Schönheit werden abgeschnitten und verwüstet nicht, wie GOETHES Gedicht es dem «Knaben» zur Last legt, von dem unvorsichtigen Zugriff fremder Begehrlicheit[47], sondern von dem Diktat einer Moral der ständigen Angst. Wie oft besteht nicht die Erziehung gerade eines besonders schön heranwachsenden Mädchens in einer solchen Abtrennung der «Blüte» vom «Stamm», indem jedes tiefere Empfinden von Glück und Verlangen als Sünde und Schande verhöhnt und verpönt wird[48]! Am Ende hält man eine Schönheit in Händen, die so reglos und leblos ist wie eine Papierrosette – nichts mehr ist in ihr von der Ursprünglichkeit des Erlebens.

Die *«Einheit»* des «Lenchens» und des «Fundevogels» ist mithin eine erste wichtige Leistung, die erfüllt werden muß, wenn die Jugend sich durchsetzen will gegen den Tod, und sie kommt nur zustande, wenn jemand es wagt, sich selber mit geistigen Mitteln ein Recht zum Leben, zum Wachsen, zum Blühen zuzusprechen. Nur so wird es gelingen, eine Form der Schönheit auszubilden, die in sich selber unangreifbar ist. Eine Gestalt entsteht, die wirkt wie das Gemälde aus der Hand eines vollendeten Künstlers: niemand wird wagen, es «besitzen» zu wollen; durch das blendende Licht seiner Schönheit umgibt es sich mit einem Schutzkreis bewundernden Abstands; und wie von selber tritt es heraus aus den vordergründigen Ziel- und Zwecksetzungen der Oberfläche. Die Schönheit, wenn es so steht, braucht den Geist nicht zu fürchten noch dieser die Schönheit zu fliehen, vielmehr widerlegt das Bild des Grimmschen Märchens von dem «Rosenstock» und der «Rose» das alte Problem THOMAS MANNS[49], indem die Schönheit den Geist inspiriert und der Geist selber die Schönheit hervortreibt. Wo immer es gelingt, mit der Kraft der Jugend die Verwandlung des «Lenchens» und des «Fundevogels» in das Bild eines aus Geist und Leben erblühenden Daseins zu vollziehen, da wird der Tod seine Ohnmacht erweisen; da ist das Leben gerettet. Für diesmal zumindest. Denn nichts ist endgültig.

Kaum zurückgekehrt, werden *ein zweites Mal* die «Knechte der Köchin» ausgesandt, um die fliehenden «Kinder» einzufangen und zu vernichten. An sich wird man sich über den Zorn und die Enttäuschung der «Köchin» nicht wundern dürfen, als ihre «Knechte» unverrichteter Dinge zu ihr zurückkehren. Eins aber ist an ihren Worten besonders bemerkenswert: daß sie glaubt, ihre Häscher träfen die «Kinder» unverändert in dem gleichen Zustand der Verwandlung an wie bisher. Man mag diese Einstellung bezeichnen als den Stillstand der Zeit; man muß in dieser Haltung jedoch ein charakteristisches Merkmal der «Köchin» selber erblicken. Es gehört wesenhaft zu den Gedanken des Todes, das Leben für etwas Feststehendes und Unwandelbares zu halten und ihm eine wirkliche Veränderung oder Verwandlung nicht zuzutrauen[50]. Wie es eben noch war, so wird es auch jetzt noch sein, so wird es auf immer bleiben – eine solche Mentalität bewirkt nicht nur Tod, sie *ist* der Tod selbst. Sie macht jede beliebige Bewegung starr, sie fixiert jedes «Fortschreiten» des Lebens auf einen festen Standpunkt, und was eben noch als ein wirksames Hilfsmittel gegen den Tod erscheinen mochte, droht unversehens zu einem Instrument des Todes selbst zu werden. Eben noch sind das «Lenchen» und der «Fundevogel» stehengeblieben, um dem Tod standzuhalten, und zwar, wie wir erleichtert bemerken, *mit Erfolg,* da taucht bereits die Gefahr auf, daß sogar das Standhalten sich in ein Stillstehen verwandeln kann. Würden die beiden «Kinder» auch nur um ein weniges zu lange in ihrer Verwandlungsgestalt von Rosenstock und Rose verharren, so müßte die baldige Rückkehr der Todesboten ihnen zur größten Gefahr werden: Stillstand, so lernen wir, ist in sich selbst etwas Tödliches; im Leben, anders gesagt, gibt es kein zweites Mal[51]. Leben, das heißt sich aufmachen und weitergehen, immer weiter, zu neuen Gestaltungen und Reifungsverwandlungen, wie sie bislang noch nicht einmal vorstellbar waren. Leben, das ist der ständige Aufbruch, die unaufhörliche Änderung, das Annehmen immer neuer Formen, so überraschend, daß es von außen selbst für die «Knechte» des Todes nicht wiederzuerkennen ist. Immer zu spät kommt der Tod *nur* dem sich Wandelnden. Eine große Gefahr aber liegt bereits darin, daß eine Stufe der Wandlung, gerade weil sie sich eben noch als nützlich und erfolgreich erweisen mochte, selber so lange sich zu erhalten sucht wie möglich; – alle gegenwärtigen Religionsformen z. B. leiden unter der zunehmend unbezahlbaren Hypothek ihrer nur allzu erfolgreichen Vergangenheit, indem sie, wie etwa der Katholizismus, selbst gegen Ende des 20. Jahrhunderts strukturell immer noch tief in der Glanzzeit des Mittelalters verwurzelt sind[52], und ähnliches ließe sich sagen vom Hinduismus, vom Islam, vom Buddhismus[53]. Es ist so schwer, etwas aufzugeben, das ersichtlich so schön und reich (gewesen) ist; und doch *muß* es geschehen, wenn das Leben weitergehen soll. Wenn die Boten des Todes von neuem zurückkehren, so müssen sie einer neuen, ihnen unbekannten Gestalt begegnen, oder sie werden den furchtbaren Befehl der «Köchin» unerbittlich ausführen.

Es ist daher ganz entscheidend, daß in dem Märchen vom *«Fundevogel»* die beiden «Kinder», kaum daß die «Knechte der Köchin» fortgegangen sind, sich wieder auf den Weg machen, um den gewonnenen Vorsprung nach Möglichkeit auszubauen. Sie verlassen damit unausweichlich den so glücklichen Zustand der blühenden Schönheit der Jugend, und doch verlieren sie nichts, sondern sie sind nur unterwegs zu einer neuen nicht minder prächtigen Wandlungsform, die im Unterschied zu der naturhaft-vitalen Verwandlung am Anfang nunmehr vollständig dem Bereich von Kultur und Religion zugehört. Es handelt sich jetzt offenbar um eine Antwort, wie sie gegenüber den Annäherungen des Todes spätestens von der *Mitte des Lebens*[54] an gefunden werden muß, falls das Leben nicht in eine schwere, womöglich tödliche Krise geraten soll.

Konkret gesehen, kündigt sich von den anstehenden Konflikten manches schon bei der Preisgabe der «Rosenbäumchen-Existenz» an. Für viele *Frauen* insbesondere bricht eine oft panische Angst bereits bei dem bloßen Gedanken an das beginnende Alter aus: Sie haben ihre Jugend womöglich in ständiger Angst verbringen müssen; sie haben sich nie unbeschwert ihrer leiblichen und seelischen Schönheit freuen können; doch um so mehr fürchten sie sich nun, um die 45 herum, schon des Morgens vor dem Blick in den Spiegel. Obwohl man sie als Mädchen schon gelehrt hat, den eigenen Körper gegenüber den Augen der Männer eher zu schützen als zu schätzen, heftet sich doch insgeheim ein um so stärkeres Selbstvertrauen oder Minderwertigkeitsgefühl an bestimmte Körperteile und Körpermaße. Wird man je noch geliebt werden, wenn die Haare brüchig zu werden beginnen, wenn um die Augen herum sich die ersten Fältchen bilden oder wenn die Hüften voller und der Busen schwerer zu werden beginnt? Fragen dieser Art mögen jemanden, der sie nicht selber durchlitten hat, vielleicht als banal und belanglos anmuten, für denjenigen aber, der ihnen buchstäblich leibhaftig ausgeliefert ist, können sie die Hölle bedeuten, indem sie zu einem ständigen Kampf um das schier Unwiederbringliche nötigen. Worauf es jetzt ankommt, ist nicht mehr und nicht weniger als ein vollständiger Umbau der gesamten Existenz; er ist nötig, allein schon, um die körperlichen Veränderungen des beginnenden Alterns in ein inneres Reifen umzuwandeln, und er gelingt nur, wenn sich das vitale Aufblühen der Jugend auf einer neuen Ebene geistig in ein Gefühl für den Wert, den Auftrag und die Bedeutung der eigenen Persönlichkeit transformieren läßt. Der französische Dichter EUGÈNE IONESCO, der sein Leben lang an Todensangst gelitten hat, schildert diese ihm selber schier unlösbar dünkende Aufgabe in seinem *«Tagebuch»* einmal so: «Manchmal leide ich an Schlaflosigkeit. Im Dunkeln schlage ich die Augen auf. Doch dieses Dunkel ist wie eine andere Helligkeit, wie ein negatives Licht. Im schwarzen Licht erscheint mir mit unbestreitbarer Evidenz ‹die Enthüllung des Unheils, der Katastrophe, des Unabwendbaren, des absoluten Scheiterns›. Alles scheint mir verloren. – Die Kindheit ist die Welt des Wunders und des Wunderbaren: Es ist, als erstehe die Schöpfung ganz frisch und neu und erstaunlich aus der Nacht. Sobald die Dinge nicht mehr erstaunlich sind, ist die Kindheit vorüber. Sobald die Welt einem wie ‹schon dagewesen› erscheint, sobald man sich an die Existenz gewöhnt hat, ist man erwachsen. Die Welt des Feenhaften, des Neuen und Wunderbaren wird Banalität, Klischee. Das eben ist das Paradies, die Welt des ersten Tages. Aus der Kindheit verjagt werden heißt, aus dem Paradies verjagt werden, heißt erwachsen werden. Es bleibt die Erinnerung, die Sehnsucht nach dem Augenblick, einer Gegenwart, einer Fülle, die man mit allen Mitteln wiederzufinden sucht. Das alles wiederfinden oder einen Ersatz dafür. Mich quälte und mich quält die Angst vor dem Tode, das Grauen vor der Leere, und zugleich empfinde ich den glühenden, ungeduldigen, dringenden Wunsch zu leben. Weshalb will man leben? Was heißt leben? Ich habe auf das Leben gewartet. Leben wollen heißt nicht hoffen, das große Staunen wiederzufinden, das nur der Kindheit oder sehr unschuldvollen und luziden Geistern gegeben ist. Statt dessen suchen wir nach Befriedigung. Befriedigt ist man nie, kann man nicht sein. Die guten Dinge des Lebens sind nicht das Leben.»[55]

Ja, wenn man so will, besteht das Reifen bereits in der Mitte des Lebens in dem *Abschiednehmen* von den «guten Dingen» der Jugend[56], und wer nicht all dies zurückläßt: den schmerzhaft vermißten Zauber des Anfangs, die träumende Poesie, die jede Wolke, jede Straße, jedes Haus in ein Bild der Liebe und des Liebreizes der Geliebten verklären konnte, die Fröhlichkeit und Unbeschwertheit, die wie frischer perlender Tau über allem neu Entdeckten lag, der wird in der Sehnsucht nach dem, was er war, sich dem Tod immer dichter, immer verängstigter gegenüber sehen. Doch soll das heißen, wir müßten den Zauber und die Poesie der Liebe und des Glücks der Jugendtage zerbrechen oder sie als zerronnene Illusionen selber wie mutwillig zerstören? Keineswegs. In dem Märchen vom *«Fundevogel»* gelingt es der «Köchin» eben *nicht,* die Rosenblüten der Jugend abzuschneiden und verdorren zu lassen; es muß also möglich sein, alles, was man je war, auf den Lebensweg mitzunehmen und es wiederzugewinnen, indem man es *wiederholt* in einer neuen vergeistigten Gestalt. Es war der dänische Religionsphilosoph SÖREN KIERKEGAARD, der den Begriff der *Wiederholung* als die eigentliche Kategorie eines gelingenden Lebens, als den Inbegriff einer gläubigen Existenz sogar, bezeichnet hat[57]. Und in der Tat ist das Bild der Verwandlung, das im Grimmschen Märchen vom *«Fundevogel»* sich nun vor unseren Augen entfaltet, durch und durch *religiös* besetzt. Erneut versichern die beiden Kinder als erstes sich ihrer wechselseitigen Zugehörigkeit und Zusammengehörigkeit; doch dann, als schon die «Knechte» der «Köchin» ganz in der Nähe sind, macht wiederum das «Lenchen» den alles entscheidenden Vorschlag: «Werde du eine Kirche und ich die Krone darin.»

Wer heutzutage von «Kirche» reden hört, denkt wohl unweigerlich zunächst an *«die»* Kirche, und es kann sein, daß sich ihm dabei die absonderlichsten Erinnerungen und die verquertesten Erfahrungen zu Wort melden, bis dahin, daß er womöglich das ganze Märchenbild als kindischen Kitsch zu verwerfen geneigt ist. Aber Märchensymbole sind «älter» und tiefer verwurzelt als die Aneignungsformen einer bestimmten religiösen Lehrtradition oder kirchengeschichtlichen Praktik, und im Ursprung ist eine «Kirche» nicht ein bestimmtes

Gebäude zum Zwecke liturgischer Feiern, sondern ein Heiligtumsraum, der wie eine Asylstätte der Geborgenheit die Menschen aufnimmt und sie der Sphäre des Absoluten zurückgibt. Eine *«Kirche»* ist so etwas wie ein künstliches Nachbild des verlorenen Paradieses; in ihr weht uns etwas entgegen von dem Atem des Schöpfungsmorgens, als die Menschen unverfälscht hervorgingen aus den Händen Gottes. Sie mochten dem Stoff nach, dem sie entstammten, nichts weiter sein als ein Gebilde aus Wasser und Lehm (aus Kohlenwasserstoff, wie wir heute sagen), und doch brauchten sie ihrer Armut und Nichtigkeit sich durchaus nicht zu schämen, in dem Bewußtsein, den Lebenshauch Gottes in sich zu tragen, und dieses Gefühl ließ sie leben[58]. Es war ein Bewußtsein, beabsichtigt und gewollt zu sein unter den Augen einer unsichtbaren, doch spürbar überall gegenwärtigen Macht, die sie in gerade ihrer Eigenart auszeichnete und wählte. Eben deswegen gehören zu einer *«Kirche»* all die Symbole von Neuanfang und Wiedergeburt im Zeichen der «Taufe», von Heimkehr und Geborgenheit im Zeichen der «Höhle» des Kirchengewölbes und der Krypta, von der Einheit mit dem Heer der Sterne und der Weite des Himmels im Bild der 12 «Apostelleuchter», entsprechend den 12 Tierkreiszeichen des Jahres, von der Versammlung des Herzens an dem Ort, da der Himmel die Erde berührt, in dem Symbol des Altares und des Kreuzes – des Weltenberges und der Weltenachse also[59]; ein Ort der Sammlung und der absoluten Seinsberechtigung ist eine «Kirche», wenn sie verkörpert, was sie sein soll; sie ist die steingewordene Erfahrung einer unbedingten Geltung und Akzeptation, und man «verwandelt» sich nur in ihre Gestalt, man wird selbst mit der eigenen Existenz zur «Kirche» nur, wenn man gegen die flüchtende und flüchtige Unrast des Lebens sich dem Tod ein zweites Mal in aller Ruhe stellt, getragen von dem Vertrauen, umfangen und beschützt zu sein und eben darin noch ganz anders und doch ebenso «verwurzelt» und der Erde nahe wie vormals das «Rosenstöckchen», dessen Bild der «Fundevogel» bei der ersten Infragestellung durch den Tod zu seinem Schutz annahm. Es ist möglich und angesichts des Todes offenbar unbedingt nötig, in dieser zweiten Verwandlung in der Mitte des Lebens wie eine gotische Kathedrale zu werden: mächtig in der gesamten Erstreckung von Längsschiff und Querschiff auf der Erde zu ruhen und doch mit den Türmen zum Himmel zu streben und die Sterne zu streifen, es ist möglich und nötig, die Wände zur Welt so stabil und fest zu machen, daß sie den Jahrhunderten trotzen, und doch so durchlässig und zart, daß sie in den Rosetten und Bogenfenstern in dem flimmernden Glassturz aus Farbe und Licht den Schimmer der Ewigkeit hindurchfließen lassen, auf daß er das ganze Innere mit seiner Verheißung durchflute und die ersten Bilder einer unendlichen Sehnsucht und Ahnung von einer anderen Welt vor unseren Augen sichtbar mache[60]. Was ist der Tod, wenn unser Leben solch ein Gebilde zu werden vermag, in dem der tote Stein durchlässig wird zum Licht und zwischen Festigkeit und Klarheit, zwischen Konsistenz und Transzendenz, zwischen Erdverbundenheit und Himmelsheimkehr kein Gegensatz mehr ist? Und *die «Krone»,* in die das «Lenchen» sich wandelt! Man muß zum Verständnis dieses Bildes etwa die Szene vor sich sehen, wie *Jeanne d'Arc* in der Kathedrale von Reims im Jahre 1428 den Dauphin *Charles VII.* zum König über Frankreich salben ließ und ihre heiligen Visionen und Stimmen zur Wirklichkeit durchbrachen, indem sie ein ganzes Volk, das sich bereits geschlagen wähnte, an seine Freiheit zu glauben lehrte[61]. Ein jeder Mensch, wenn er auf seinem Lebensweg *zum zweitenmal* den Abgesandten des Todes begegnet, bedarf dieser Umwandlung der drohenden Niederlage eines schon geschlagenen «Königs» in den Mut, das Zeichen der eigenen Würde zu ergreifen und zu verteidigen. Was, beginnend mit dem *Alten Ägypten*[62], in der Gestalt des *«Königs»* sich im Verlauf der Geschichte anfanghaft meldete, war und ist im Grunde das Wesensbild eines jeden Menschen[63]: ein jeder Mensch ist der Souverän seines eigenen Lebens, ein jeder besitzt in sich selbst eine unableitbare Würde und Größe, und jeder ist autonom in seinem eigenen Fühlen und Denken, sobald seine Stirn sich ziert mit dem Diadem ihrer Freiheit. Ein jeder Mensch, der zu sich selber erwacht, ist im wörtlichen Sinne ein königliches Wesen. Er ist nicht dazu bestimmt, als dienstbarer Knecht und weisungsabhängiger Untertan sein Dasein zu verhocken, er verfügt jederzeit über die Chance, sich in dem geweihten Tempelbezirk eines Seins «von Gottes Gnaden» zu seinem eigenen Format zu bekennen. Es geht exakt um das Problem, das IONESCO so formuliert hat: «Die Frage lautet: Sind wir einzigartige, das heißt unsterbliche Wesen? Denn was nur einmal existiert, bleibt einzig für immer. Oder sind wir vielmehr nur ein Gefäß für namenlose Mächte, die sich in uns zusammenfinden, sich verknüpfen, um sich wieder zu lösen und zu zerstreuen? Die Materialisten sind für die zweite Hypothese. Ärgerlich ist, daß auch die Metaphysiker und die Religionen zu dieser zweiten Hypothese neigen. Nur die jüdische und die christliche Lehre bringen den Mut zum Personalismus auf.»[64] Was hier «Personalismus» heißt, umschließt den gesamten Erfahrungsbereich von Selbständigkeit, Individualität, Unvertauschbarkeit und Kostbarkeit, von Einzigkeit und Einzigartigkeit – von einem «Königtum», das jeder in sich trägt und das sogleich wirklich zu werden beginnt, wenn jemand sich wandelt in das, was er ist: eine Königin und ein König inmitten eines «Ortes» der Gottebenbildlichkeit und der Gottunmittelbarkeit. Im Akt einer solchen «Verwandlung hört ein Mensch auf, sich von seiner Umgebung weiter bestimmen zu lassen; er hört, konkret gesprochen, damit auf, wesentlich als Vater und Mutter, Büroangestellter und Stenotypistin, Handlungsreisender und Hostesse zu existieren; ein Schritt der Reifung beginnt, bei dem in der Mitte des Lebens die Frage noch einmal ganz neu auf Leben und Tod sich zu Wort meldet: Wer bin ich selber? Wohin hat mich das Leben geführt? Und was ist mein eigener Entwurf für die Zukunft? Keine dieser Fragen beantwortet sich jetzt mehr durch die gewohnten Pflichten und Festlegungen gewisser Umstände. Auf dem Grunde der *eigenen* Existenz entdeckt sich die eigene Zuständigkeit für das eigene Leben. Es läßt sich nicht länger delegieren, was man selber ist; ja, das Leben selbst erlaubt nicht auf die Länge der Zeit eine nur abgeleitete, fremdgesteuerte Form des Daseins, und es ist der Tod selber, der dazu zwingt, das Dasein in seine Eigentlichkeit zu rufen.

Gedanken dieser Art erinnern sehr stark an die Existenzanalysen MARTIN HEIDEGGERS[65], der immer wieder das «Vorlaufen» des Daseins auf den Tod als einen Mahnruf der «Sorge» um das eigene und eigentliche Sein interpretierte. Es war schon vor einem halben Jahrhundert der Vorschlag des deutschen Philosophen, von «Gott» am besten eine ganze Weile lang gar nicht mehr zu sprechen, um erst einmal frei von allen falschen Assoziationen in den Erfahrungsraum des «Heiligen» einzutreten und zu lernen, was es heißt, an den «Ort» zu gelangen, da das Dasein zu seiner inneren Einheit zu finden vermag[66]. Ganz entsprechend läßt sich die Verwandlung des «Fundevogels» und des «Lenchens» in eine «Kirche» und in eine «Krone» verstehen: es geht nicht um eine ausdrückliche Form von Religiosität, wohl aber um eine Frömmigkeit des Daseins, die an sich selber «heil» und «heilig» macht. Oder, noch klarer formuliert: es ist der Raum des Göttlichen, der in die Selbstfindung führt, und es ist umgekehrt der Schritt einer neuen Stufe der Selbstfindung, der den Raum des Göttlichen erschließt. Welch eine spezifische Form von Religion daraus folgt, ist nicht mehr Inhalt dieses Märchens, bis auf die Tatsache, daß die Art des «Heiligen» durch und durch personal gestaltet sein muß, um als Antwort auf die Infragestellung des Todes Gültigkeit besitzen zu können.

Und noch ein anderes läßt sich an dieser Stelle zeigen. Oft ist der Vorwurf vor allem gegenüber der Tiefenpsychologie C. G. JUNGS zu hören, daß die Psychologie archetypischer Bilder zu «unhistorisch» und «unpolitisch» sei[67]. Wie sehr indessen das Gegenteil der Fall ist, zeigt z. B. dieses Bild der Königsverwandlung in dem Grimmschen Märchen. Jahrtausendelang in der Geschichte der Menschheit war der «König» der einzig Freie in seinem Volke[68]; seit dem Beginn des Neolithikums vor ca. 5000 Jahren begann man zu ahnen, daß der Abstand von Mensch zu Mensch größer sein kann als zwischen Mensch und Gott[69]. Aber diese Ahnung blieb all die Zeit über *äußerlich;* sie projizierte sich in die Institution eines einzigen, dessen Absolutheit und Souveränität alle anderen zu Unfreien und Abhängigen erniedrigte. Es bedeutete einen entscheidenden Durchbruch den Vernunft, eine absolute Kulturschwelle des Geistes, als man vor 200 Jahren im Gefolge der Aufklärung die Könige stürzte und den

Menschen selber, den Dritten Stand, den «einfachen» Bürger zum Souverän erhob[70]. Die Tiefenpsychologie versucht nichts anderes, als diesen Schritt innerlich nachzuarbeiten; sie steht nicht im Widerspruch zur politischen Freiheitsgeschichte, sie vollzieht lediglich psychologisch nach, was sich in der äußeren Geschichte als Möglichkeit darbietet. Und dieser psychische Nachvollzug ist außerordentlich wichtig. Ein Mensch wird nicht dadurch frei, daß man ihn in der Konstitution eines Staates für frei und mündig *erklärt,* er ist es erst wirklich, wenn er die Verwandlung seines Lebens in seine eigene Königsgestalt hinein am eigenen Leibe, in der eigenen Seele mitvollzieht, und insofern ermöglicht die Tiefenpsychologie gerade im Umgang mit dem Archetypus des «Königs» allererst, daß sich zu realisieren vermag, was in projizierter, veräußerlichter Gestalt der Verwirklichung des Inhaltes dieses symbolischen Bildes geradezu im Wege stehen muß: die Königswürde und die Absolutheit der individuellen Existenz. Nichts mehr kann der Tod einem Menschen anhaben, der nach der Entdeckung seiner Vitalität in einem zweiten Schritt zu seiner eigenen Geistigkeit gefunden hat. Nichts – außer dem physischen Tod selbst.

Denn das wird nun *die dritte,* die endgültige Frage des Grimmschen Märchens sein: Was können Menschen tun, wenn im vorrückenden Alter zum drittenmal nun nicht mehr nur die «Knechte der Köchin», sondern die grausame «Mutter Natur» selber ihren «Kindern» nachstellt und die Fliehenden einholt? Wie läßt sich leben mit der absoluten Gewißheit, die über allem steht, was wir sind oder tun: eines Tages wird der Tod uns einholen und seine Hand nach uns ausstrecken? Es ist ein wunderbares Bild voller uralter religiöser Erfahrung und Weisheit, wenn das Grimmsche Märchen erzählt, wie der «Fundevogel» und das «Lenchen» vor dem Herannahen der «Köchin», nachdem sie ein letztesmal sich ihrer Zusammengehörigkeit versichert haben, die Gestalt eines *Sees* und einer *Ente* annehmen.

Eine symbolische Vision der *Alten Ägypter* vom Anbeginn der Welt taucht in dieser Szene auf. Speziell in der Weltentstehungsmythe von *Hermopolis* nahm man an, daß die Stadt selber auf dem Urhügel der Welt erbaut sei. «In einem zum Tempel von Hermopolis gehörenden Park war ein heiliger See, der ‹Meer der zwei Messer› genannt wurde. Aus diesem, so hieß es, sei die ‹Insel der Flammen› aufgetaucht, die als Urhügel galt. Diese Insel war ein berühmter Wallfahrtsort und Stätte vieler kultischer Feste. Vier verschiedene Fassungen des in Hermopolis erzählten Schöpfungsmythus waren mit diesem See und dieser Insel verbunden. Der einen Variante nach ist die Erde in einem kosmischen Ei entstanden (eine Vorstellung, die der vom allumfassenden Nun – sc. dem Urgewässer, d. V. – nicht unähnlich war). Dieses Ei war auf dem Urhügel gelegt worden, und zwar von der himmlischen Gans, die zuerst das Schweigen der Welt brach und ‹Großer Schnatterer› genannt wurde. Das Ei enthielt Re, den Vogel des Lichts, der die Welt erschaffen sollte... Die zweite Version dieses Mythus ähnelt der ersten; nur hat in diesem Fall ein Ibis das Ei gelegt, der Vogel des Thot, der der Gott des Mondes und der Weisheit war.»[71] Den beiden anderen Fassungen zufolge entstand die Sonne als ein kleines Kind aus einer Lotusblume, die den Wassern des Teiches von *Hermopolis* entstieg, und aus den Tränen dieses Sonnenkindes bildeten sich der Überlieferung nach die Menschen. Der «See» und die «Gans» (bzw. die «Ente») sind diesem Mythos zufolge ursprünglich als Bilder für das Geheimnis der Entstehung des Alls aus dem Nichts zu verstehen.

Legen wir diese Symbolbedeutung von «See» und «Ente» zugrunde, so geht es an dieser Stelle des Grimmschen Märchens jetzt nicht mehr nur um eine Widerlegung des Todes mitten im Leben, es geht um das Symbol einer Verwandlung, die den Tod selber zu töten vermag, indem sie *das Wunder der Schöpfung der Welt* im Leben eines einzelnen Menschen erneuert und ihn, der in der Zeit aus dem Nichtsein entstand, aus der Vergänglichkeit der Zeit in ein Dasein jenseits von Zeit und Raum entläßt. Ohne von der Hoffnung auf Unsterblichkeit ausdrücklich zu sprechen, stellt dieses Schlußbild der Grimmschen Erzählung doch gerade den Ausdruck und die Vermittlungsform dieses Versprechens der Religionsformen aller Zeiten dar; es gibt diese Hoffnung jedoch auf eine «religiösere» Weise wieder, als es die Sprache reflektierter Theologie zu tun vermöchte: Es *redet* nicht davon, es stellt keine *Doktrin* darüber auf, es führt keine Wortgefechte um Begriffe und Begriffsverknüpfungen, es versucht lediglich eine «Aussicht», eine «Evidenz» zu begründen durch ein ebenso einfaches wie komplexes Bild, das den Anfang der Welt im ganzen mit dem Ende und Neubeginn der individuellen Existenz verbindet.

Den Sinn einer solchen bildhaften Überredungskunst muß man in etwa so wiedergeben: «Du fürchtest dich beim Herannahen des Todes? Du hältst ihn für ein Hinabgezogenwerden in das Meer des Verlöschens und des Nichtseins? Du fragst dich, warum du gelebt hast, wenn nichts von dir bleiben wird, um zu überleben? Aber ist es denn so falsch, was die Religion den Menschen an allen Orten und in allen Kulturen seit jeher zu vermitteln versucht: ein Mensch werde im Tod nicht hinweggerafft, es löse vielmehr seine Seele sich nur aus den Fesseln von Raum und Zeit, sie verlasse das Gefängnis der irdischen Existenz und sie verlange danach, zurückzukehren zu ihrer ewigen Heimat unter die Sterne? Du fragst dich, wie so etwas möglich sei. Ob es überhaupt so etwas wie eine ‹Seele›, getrennt vom Körper, geben könne? Nun, auch wenn es keine ‹geistige Substanz› geben mag, die sich vom Körper trennen ließe, so gibt es doch deine eigene Person, und warum soll sie nicht von denselben Kräften, die dich unter den Voraussetzungen dieser irdischen Welt ins Leben riefen, am Ende deines Lebens noch einmal hervorgebracht werden? Ein solches Wunder wäre nicht geringer, als daß du überhaupt existierst, und selbst wenn du ganz richtig sagst: Ich kann mir ein Leben nach dem Tod durchaus nicht vorstellen, so bleibt doch die Frage: Wie hättest du jemals dir vorstellen können, es sollte dich oder die ganze Welt geben, als du und die ganze Welt noch gar nicht bestanden?» – Solcher Art sind die «Argumente», die das Märchen vom *«Fundevogel»* zugunsten der «Tötung» des Todes in den Bildern von «See» und «Ente» geltend macht; doch handelt es sich wohlgemerkt um «Argumente» in Form symbolischer Bilder, nicht in Form intellektueller Begriffe; es handelt sich nicht um Beweise einer bestimmten Überzeugung, sondern um Hinweise einer bestimmten Art, die Welt zu sehen, und diese Hinweise wollen eher meditativ als diskursiv angeeignet werden.

Das Bild von *«See»* und *«Ente»* ist den meisten Lesern wohl geläufig durch das bekannte Märchen von *«Hänsel und Gretel»* (KHM 15)[72], an dessen Ende eine Ente die Kinder über ein «großes Wasser» nach Hause zu ihrem Vater zurückträgt, nachdem sie die böse, menschenfressende Hexe im Feuer getötet haben. Das Märchen von *«Hänsel und Gretel»* erzählt von der Loslösung zweier Kinder (bzw., in subjektaler Deutung, eines Jungen) von dem negativen Anteil der Mutter(-Imago); das Märchen von dem *«Fundevogel»* hingegen schildert an dieser Stelle in einem an sich analogen Symbol den Sieg über die tödliche Macht der «Mutter Natur», der kannibalischen «Köchin», und so sind «See» und «Ente» *hier* keine «Transportmittel» mehr, um über das «Meer» des Unbewußten nach Hause zu gelangen, sondern Verwandlungsformen, in welche die «Kinder» sich kleiden müssen, um den Tod zu töten und das Leben unsterblich zu machen.

Ein entscheidendes Problem religiöser Unterweisung liegt darin, bestimmte Bilder existentieller Erfahrung so zu vermitteln, daß sie sich selber als Wirklichkeit setzen. Man besiegt den Tod, besagt das Bild vom *«See»,* indem man die eigene Seele so weit macht wie die Urflut zwischen den Horizonten. Es gilt, ein Gefühl zu gewinnen für die Unendlichkeit des Seins, eine immer deutlichere Empfindung für das Wunder des Daseins und eine wachsende Dankbarkeit für die unerhörte Gnade des Lebens.

Eine oft rührende Sanftheit der Weltbetrachtung läßt sich in dem Verhalten mancher *älter gewordener Leute* ganz in diesem Sinne beobachten: Ihre Enkelkinder verspotten sie vielleicht ein wenig des Kanarienvogels oder der Katze wegen, mit denen sie leben, aber in Wirklichkeit bedeuten diese Tiere, die sie sehr lieben, für sie so etwas wie eine Brücke zum Universum. Sie verkörpern ihnen ein Stück von der wunderbaren Schönheit der Welt; sie lehren sie etwas von dem Anrecht eines jeden noch so hinfälligen Lebewesens auf ein kreatürliches Glück; sie verweisen einfach durch ihre Existenz auf den rätselvollen Zusammenhang, der alles Leben miteinander verbindet. «Manchmal», sagte mir vor Zeiten ein Mann, «tröstet mich bei dem Gedanken an den Tod die Vorstellung, daß in Jahrtausenden nach mir in den Felsspalten der Berge wie seit eh und je die Bergkristalle sich aufbauen werden, in den unterirdischen Tropfsteinhöhlen werden die Stalagmiten und Stalagtiten einander entgegenwachsen, Schildkröten werden nach Tausenden von Kilometern zu dem Eiland ihrer Geburt zurückkehren[73], und in den Weiten des Weltalls werden aus kosmischem Staub neue Sterne zu glühen beginnen und alternde Sterne die Last der schweren Elemente, die in ihrem Inneren zusammengeschweißt wurden, an den unendlichen Raum des Kosmos abgeben[74]. Alles wird weitergehen. Früher hat mich dieser Gedanke traurig gemacht. Heute tröstet er mich. Die Welt und die Erde brauchen uns gar nicht. Sie möchten nur, daß wir sie nicht immer wieder durcheinanderbringen.»

Zu einer solch ruhigen, betrachtenden Einstellung kann man wohl nur gelangen, wenn man den «jugendlichen» Willen, die Welt nach eigenem Gusto zu gestalten, nach und nach aufgegeben hat. Solange man glaubt, etwas «machen» zu müssen, schrumpft das ganze Weltall auf das Format des Laufställchens unserer kindlichen Geh- und Greifversuche zusammen; zum Handeln brauchen wir Maßstäbe, die so klein sind, daß sie den Ansprüchen dessen, was wir «Verantwortung» nennen , einigermaßen entsprechen. Erst wenn wir das Prinzip des Tuns verlassen und uns stärker in der Einfachheit des Seins verankern, wird unser Blick frei für die Weite der Welt. Sie ist ein wirklicher Schutz vor dem Tod; denn sie zeigt uns, daß es den Tod im Grunde nicht gibt. Was es gibt, ist ein unendlicher Austausch in unendlichen Formen, ein Fließen und Sichdurchdringen von Kräften und Stoffen, die in immer neuen Strukturen und Mustern die Tendenz in sich tragen, alles, was an Komplexität und Schönheit nur irgend hervorgebracht werden kann, auch wirklich hervorzubringen. Dieses sich bis an den Horizont und darüber hinaus dehnende Vertrauen in die Güte der Welt nimmt der Nähe der «Köchin» jedes Moment von Angst und Gefahr. Ihr Antlitz versinkt buchstäblich in dem «See» der Welt und der menschlichen Seele, in den der «Fundevogel», die Größe des menschlichen Geistes, sich selbst verwandelt hat – sich selber verwandeln kann.

Gleichwohl bleibt daneben immer noch die Angst vor dem persönlichen Tod erhalten. Gewiß, es gibt in der Natur keinen Tod, sondern nur ein endloses Umgestalten und Spielen in neuen Formen; und doch – auf der individuellen Ebene erscheint dieser «Kochtopf»-Aspekt der Natur nach wie vor als grausig und unwürdig. Kein Mensch, der lebt, kann damit einverstanden sein, daß er nichts anderes gewesen sein soll als ein chemisches Substrat von relativ kurzfristiger Zusammensetzung, und es ist durchaus kein Trost, zu vernehmen, daß dieselben Stoffe, die den eigenen Körper am Leben erhielten, Eingang finden werden in neue Verbindungen und Zusammensetzungen; denn das werden sie freilich, aber es hat absolut nichts zu tun mit dem, was wir als Personen sind oder gewesen sind. Und eben deshalb ist das Bild der *«Ente»* (bzw. der «Gans» der Alten Ägypter) so wichtig. Mit ihrem Vermögen, in die Luft zu fliegen, verkörpert die «Ente» *die vertikale Orientierung* in die Höhe. Es gilt m. a. W., getragen von der Erstreckung ins Horizontale, sich in die Luft zu erheben und den Blick in die Weite des Himmels zu werfen, und zwar nach «ägyptischem» Vorbild.

Die Seele des Menschen galt den *Alten Ägyptern* als ein goldener Vogel, der im Moment des Todes sich von der sterblichen Hülle des Leibes löst und zu den Sternen emporfliegt, um an der Seite der Sonne Platz zu nehmen[75]. Der Seelen-Vogel der Ägypter, der *«Ba»,* trug das Gesicht des nur scheinbar Verstorbenen, des in Wahrheit in das Land der Ewigkeit Hinübergegangenen[76], und vor ihm abgebildet wurde gern ein Weihrauchgefäß, dem eine Wolke von Wohlduft entstieg[77]. «Das, was zu Gott macht» (śnṯr) nannten die Ägypter den Weihrauch[78], und ebenso: als etwas, das den Menschen wie Weihrauch zum Himmel trägt und ihn erhebt in die Sphäre des Göttlichen, galt ihnen die menschliche Seele. Erst eine solche Vorstellung von der Größe des menschlichen Daseins, wie sie sich in dem «Ba»-Vogel bzw. in der «Gans» der Alten Ägypter aussprach und in dem Grimmschen Märchen durch das Seelenbild der «Ente» Gestalt gewinnt, vermag den Todesaspekt der Natur, die Todesgestalt der «Köchin», endgültig in den Fluten der Unendlichkeit zu ertränken. Und erst so, als Gerettete jenseits der Angst, finden die fliehenden Menschen «herzlich froh» «nach Haus», wie das Grimmsche

Märchen betont. Was sonst als ein bloßer Formelvers auf die überzeitliche Gültigkeit und zeitlose Schönheit der Märchen erscheinen mag, *hier* steht es zu Recht, dieses: «Und wenn sie nicht gestorben sind, (dann) leben sie noch (heute).» Denn eben dies, daß Menschen niemals «gestorben sind», wenn sie sterben, ist der Sinn und der Abschluß dieser erstaunlichen Erzählung der Brüder Grimm vom *«Fundevogel»*.

Vielleicht läßt sich daher die Interpretation dieses Märchens am besten mit der Betrachtung eines Bildes abschließen, das dem altägyptischen *Papyrus Ani* entstammt, einem «Totenbuch» aus der 19. Dynastie (um 1300 v. Chr.), das dem «wirklichen königlichen Schreiber» *Ani* und seiner Frau *Tjutju,* der Tempelsängerin des Amun, ins Grab gegeben wurde (s. Abb. 4)[79]. Das Bild, das den Papyrus beschließt, zeigt die Göttin *Hathor* in Gestalt der Himmelskuh *Mehet Weret* (mḥt wrt), wie sie zwischen den Hörnern die Sonnenscheibe trägt; um den Hals trägt sie den breiten Schmuckkragen mit dem «Menat», dem Gegengewicht, auf dem Rücken. Als die *Große Flut* ist sie das Urwasser; «als Kuh, die aus dem Wasser aufsteigt, gebiert sie den Sonnengott und erhebt ihn auf ihren Hörnern zum Firmament. So wird sie zur Himmelskuh, die den beiden Ewigkeiten zugehörig ist.»[80] Das Auge der Hathor-Kuh ist das Wedjat-(Uzat-) Auge, das den Himmel unter seinen drei Aspekten darstellt. «Das menschliche Auge mit der Augenbraue entspricht der Himmelsgöttin Nut, die sich von Horizont zu Horizont über die Erde beugt. Der vom linken Augenwinkel senkrecht abwärts gehende Strich ist ein Merkmal des Falkenauges – die Vorstellung vom Himmelsfalken ist ebenfalls uralt. Die in einer Spirale endende Linie, die nach rechts abwärts verläuft, ist kennzeichnend für das Auge des Geparden. Die Vorstellung vom Himmel als Raubkatze dürfte noch älter sein als die des Himmelsfalken.»[81] Der «Himmel», m. a. W., verkörpert wohl den Schmerz des raubtierhaften Gefressenwerdens, denn nur durch den Tod gelangt ein Mensch hinauf zur Sphäre der Hathor; er verkörpert aber auch die gütige, mütterliche Welt der *Nut,* die jeden Morgen neu die Sonne und damit das Leben hervorbringt; und er tritt uns entgegen in der Gestalt des wiedergeborenen Lebens, in der Person des falkenköpfigen *Horus. Hathor* (der *«Horus im Tempel»*), tritt hervor «aus dem von Papyrus bestandenen Westgebirge.»[82] Die Mehet Weret, «die Urflut, aus der alles Sein entstanden ist, die die Sonne gebar und sie zum Himmel hob, tritt jetzt als die Große Mutter aus dem ‹schönen Westen› hervor, um Ani schützend aufzunehmen, damit er fortan als Gott beiden Ewigkeiten angehöre.»[83] So erscheint die Göttin auf dem Bild ein zweites Mal, entsprechend der Verbindung mit der Urflut, in der Gestalt eines *Nilpferdes,* das vor zwei blumengeschmückten Opfertischen und einer Blumenvase steht und, mit dem Kuhgehörn auf dem Haupt, die Sonnenscheibe trägt. In der rechten Hand hält *Hathor* eine Fackel, offenbar um die Opfergaben in Brand zu stecken, in der linken Hand hält sie das Anch-Kreuz des Lebens, ein Symbol, das eigentlich den Schoß einer Frau darstellt[84], und stützt sich dabei auf die Hieroglyphe mit dem Lautwert s^3 = «Schutz». Leben und Geborgenheit sind gewissermaßen die Gegengaben, welche die Göttin dem Opfer des menschlichen Lebens zu bieten bereit steht. Und so befindet sich zu Füßen des Westgebirges, über dem das Haupt der Himmelskuh sich erhebt, die kleine Pyramide, die sich über dem Grab des *Ani* wölbt. Das Grab des «wirklichen königlichen Schreibers» wird mithin selber der Ort sein, da er aufsteigt zum Himmel und sich wandelt ins Licht, da aus der Urflut die Sonne sich erhebt und die Welt sich gestaltet, da die Seele eines sterblichen Menschen sich gleich einem Vogel emporschwingt zu den Sternen, um auf ewig zu verschmelzen mit der sanften Kühle der sternenschimmernden Nächte und der glühenden Hitze der lebenspendenden Tage. An der Seite der Sonne, als Gefährte des Lichts, wird *Ani* fortan Platz nehmen in der Barke der Sonne, um in den zwölf Stunden der Nacht die Unterwelt zu durchfahren und die böse Schlange *Apophis*[85] zu bekämpfen und in den Stunden des Tages den Siegeslauf der Sonne am Himmel zu begleiten. Es ist, diesen Bildern zufolge, das Wesen des Menschen selber, sein Schicksal und seine Bestimmung, welche die Alten Ägypter in solchen Bildern bewahrten und bewahrheiteten, im Tod nicht zu «sterben», sondern aufzuerstehen und wiedergeboren zu werden als Kind des Lichtes, als Gefährte der Sonne, als

«Säugling» der ewigen Güte des Himmels, die sich in *Hathor* verkörpert.
Der Mensch, als «Fundevogel» geboren, stets angesiedelt zwischen Erde und Himmel, dieser ewige Wanderer zwischen zwei Welten, hat seine Heimat einzig im *Haus der zwei Ewigkeiten:* der *Nechech*-Ewigkeit des ewigen Kreislaufs der Sonne zwischen den Horizonten, und der *Djet*-Ewigkeit der Vertikalen, wenn der Mensch selber wird zum «Rückgrat des Osiris»[86], zu der inneren Achse zwischen dem Staub der Erde und den strahlenden Sternen des Himmels. Nur wenn beides zusammenkommt: die bis zum Horizont sich weitende Fläche des «Sees», in welcher der Himmel sich spiegelt, und die Vogelgestalt, die der menschlichen Seele Flügel verleiht, um sich über alle Welt hinauszuschwingen ins Licht, vergeht die «Köchin», die ewige «Fresserin», die nur scheinbare Allmacht des Todes.
Denn so lautet der Text, den die Alten Ägypter über die ganze Szene als Lobpreis der *Hathor* und als Hoffnung des Menschen setzten[87]:

ḥ(w).t-Ḥr	Hathor,
nb.t jmnt.t	Herrin des Westens (des Totenreichs),
jmj.t wr.t	die ist im Großen (Lande),
nb.t t^{3} ḏśr.t	Herrin des machtvollen Landes (der Nekropole),
jr.t R^{c} jmj.t ḥ^{3}.t-f	das Auge des Re, befindlich auf seiner Stirn
nfr.t ḥr m wj^{3}	die schönen Antlitzes (sitzt) in dem Boot
n ḥḥ	der (Jahr-)Millionen
ś.t ḥtp n jr(t)	Der Sitz des Friedens (ist sie), um zu tun
m^{3c}.t m ẖnwt	die Wahrheit inmitten
n ḥsjj.w	der (dem Gotte) Wohlgefälligen
t^{3} s.t	Diese Frau (ist die richtige)
r jr(t)	um zu machen
nš(m).t wr.t	die heilige Barke des Osiris groß,
r ḏ^{3}(t) p^{3} m^{3c}.t	um überzusetzen die Wahrheit.

Anmerkungen

Der Herr Gevatter

[1] Vgl. z. B. R. STALMANN: Psychosomatik. Wenn die Seele leidet, wird der Körper krank. Ein Therapeut erklärt Fälle aus der Praxis, München 1979; Neudruck (erw.): Frankfurt (Fischer Tb. 3332) 1984.
[2] I. S. TURGENJEW: Väter und Söhne, in: Romane, Stuttgart (Parkland) o. J., 299–492, übers. v. M. von der Ropp, S. 319–321 (Kap. 5); S. 329 (Kap. 7); S. 345–347 (Kap. 10); S. 486–487 (Kap. 27); bes. S. 315–316 (Kap. 5).
[3] Vgl. E. DREWERMANN: Über die Unsterblichkeit der Tiere. Hoffnung für die leidende Kreatur. Mit einem Geleitwort von Luise Rinser, Olten-Freiburg 1990.
[4] R. M. RILKE: Das Stundenbuch, III: Das Buch von der Armut und vom Tode (1903), in: Sämtliche Werke, hrsg. vom Rilke-Archiv, bes. durch E. Zinn, 1. Bd., Frankfurt 1955, 347.
[5] Vgl. K. KERÉNYI: Dionysos. Urbild des unzerstörbaren Lebens, München-Wien 1976, 58–70.
[6] Vgl. J. G. FRAZER: Der Goldene Zweig. Das Geheimnis von Glauben und Sitten der Völker, übers. v. H. v. Bauer, Leipzig-Stuttgart 1928, 550–559.
[7] Vgl. SCHWARZER HIRSCH: Ich rufe mein Volk. Leben, Visionen und Vermächtnis des letzten großen Sehers der Ogalalla-Sioux, übers. v. S. Lang, Olten-Freiburg 1965, 30–54.
[8] Vgl. C. A. EASTMAN: Ohijesa. Jugenderinnerungen eines Siouxindianers, übers. v. E. Friedrich (1912), Frankfurt 1976, 110 f.; vgl. E. DREWERMANN: Tiefenpsychologie und Exegese, 2 Bde., Olten-Freiburg 1985, II 90.
[9] Vgl. K. KERÉNYI: Der göttliche Arzt. Studien über Asklepios und seine Kultstätten, Darmstadt 1956, 31; vgl. E. DREWERMANN: Tiefenpsychologie und Exegese, II 174–188.
[10] K. KERÉNY: A. a. O., 36–39.
[11] A. a. O., 39.
[12] C. CASTANEDA: Eine andere Wirklichkeit. Neue Gespräche mit Don Juan, übers. v. N. Lindquist, Frankfurt (Fischer Tb. 1616) 1975, 128.
[13] A. a. O., 129.
[14] Vgl. E. DREWERMANN: Ein Plädoyer für die Lüge oder: Vom Unvermögen zur Wahrheit, in: Psychoanalyse und Moraltheologie, 3 Bde., Mainz 1982–84, III 199–236.
[15] A. PHILIPE: Nur einen Seufzer lang, übers. v. M. Bormann, Hamburg (rororo 1121) 1969, 47–50.
[16] A. CAMUS: Die Pest, übers. v. G. C. Meister, Hamburg (rororo 15) 1950, 122.
[17] Vgl. S. FREUD: Über den Traum (1901), Ges. Werke, Bd. II–III, London 1942, 643–700, S. 674.
[18] C. DERRICK: Die mexikanische Seele in einer Deutung von Octavio Paz, in: Bilder der Völker. Die Brockhaus Völkerkunde in 10 Bdn., hrsg. v. E. Evans-Pritchard, Bd. 4, Teil 2, Wiesbaden 1974, S. 149–166. Vgl. O. PAZ: Das Labyrinth der Einsamkeit, übers. v. C. Heupel, Frankfurt 1988, 32; 56; 60; 62; 63.
[19] K. A. NOWOTNY: Codex Borgia, Faksimile-Ausgabe, Graz 1976.
[20] Vgl. E. SELER: Codex Borgia. Eine altmexikanische Bilderschrift der Bibliothek der Congregatio de Propaganda Fide, 2 Bde., Berlin 1904–1906; Bd. II, Nr. 20, S. 56; K. A. NOWOTNY: A. a. O., 19; 32.
[21] Vgl. G. W. F. HEGEL: Wissenschaft der Logik (1812), hrsg. von G. Lasson, 2 Bde., Hamburg (Philos. Bibl. 56–57) 1963, I 66–95, Erstes Buch, 1. Abschn., 1. Kap.
[22] K. A. NOWOTNY: Tlacuilolli. Die mexikanischen Bilderhandschriften, Berlin 1961, S. 37.
[23] E. SELER: Codex Borgia, s. o. Anm. 20, Bd. II 166.
[24] A. a. O., Bd. I 88.
[25] A. a. O., I 88.
[26] K. A. NOWOTNY: Tlacuilolli, s. o. Anm. 22, S. 37.
[27] B. SPRANZ: Göttergestalten in den mexikanischen Bilderhandschriften der Codex Borgia-Gruppe. Eine ikonographische Untersuchung, Wiesbaden 1964, 216.
[28] A. a. O.
[29] K. A. NOWOTNY: Tlacuilolli, s. o. Anm. 22, S. 37.
[30] E. SELER: Codex Borgia, s. o. Anm. 20, II 167.
[31] A. a. O., II 167.
[32] A. a. O., II 168.
[33] A. a. O., I 88.
[34] K. A. NOWOTNY: Tlacuilolli, s. o. Anm. 22, 37.
[35] Zur Gestalt des Gottes *Quetzalcoatl* vgl. H. BIEDERMANN: Altmexikos heilige Bücher, Graz 1971, 112; zu *Ezechiel* vgl. G. V. RAD: Theologie des Alten Testamentes, 2 Bde., München 1960, II 248–251.

[36] *«Rollende Bewegung»* ist der Name des gegenwärtigen 4. Weltalters im aztekischen Kalender; vgl. P. J. SCHMIDT: Der Sonnenstein der Azteken, Hamburg (Wegweiser der Völkerkunde, Heft 6), S. 9–11.
[37] Vgl. schon S. FREUD: Vorlesungen zur Einführung in die Psychoanalyse (1918), Ges. Werke XI, London 1944, 167, der in dem *Rauchfangkehrer* ein koitales Symbol erkannte. Im Volksmund ist ein «Feger» entweder ein flottes Mädchen oder ein junger Mann, beide jeweils mit eindeutiger Assoziation. Der «Besen» ist eine oft gebrauchte verächtliche Bezeichnung für eine Frau und repräsentiert auch hier die «Magd», während die «Schippe» eine deutlich phallisch-männliche Bedeutung annimmt.
[38] Vgl. A. CAMUS: Der Mythos von Sisyphos. Ein Versuch über das Absurde, mit einem Komm. v. L. Richter, Hamburg (rororo 90) 1959, 18–19.
[39] Vgl. F. GOYA: Riña a garrotazos, Museo del Prado, Madrid. Vgl. ähnliche Motive bei P. LECALDANO: Goya. Die Schrecken des Krieges, übers. v. U. Knöller-Seyfarth, Vorw. v. R. Hagelstange, München 1976, 59–67.
[40] Vgl. z. B. A. STRINDBERG: Der Totentanz, übers. v. E. Schering, Berlin-München 1904. H. FAUST: Dödsdansen, in: Kindlers Literatur Lexikon, Zürich 1982, II 2786–2787, schreibt zu Recht: «Alice und Edgar sind nicht mehr ‹echte› Menschen aus Fleisch und Blut: sie existieren nur um des Hasses willen, den sie füreinander empfinden; nähme man ihnen diesen Haß oder risse man sie auseinander, würden sie ins Nichts stürzen.»
[41] N. STONE: Späte Liebe, ZDF 1990.
[42] Vgl. S. FREUD: Die Traumdeutung (1900), Gesammelte Werke II–III, 291–292; 368–370; 372–376.
[43] Vgl. J. VON TEPL: Der Ackermann aus Böhmen (1401), übers. v. F. Genzmer, Stuttgart (reclam 7666) 1963, 43; 44–45.
[44] K. KÖLBL: Kölbl's Kräuterfibel, 18. Aufl. München 1961, 179–180.
[45] W. SHAKESPEARE: Hamlet (1603), in: Sämtliche Werke in einem Band, Wiesbaden (Löwit) o. J., 801–830, übers. v. A. W. Schlegel, S. 826.
[46] Vgl. B. SPRANZ: s. o. Anm. 27, S. 180.
[47] Vgl. H. LÜDERS (Übers.): Buddhistische Märchen aus dem alten Indien, Düsseldorf-Köln 1961, 333–337: Der freigebige Hase.
[48] Vgl. E. DREWERMANN: Ich steige hinab in die Barke der Sonne. Altägyptische Meditationen zu Tod und Auferstehung in bezug auf Joh 20/21, Olten-Freiburg 1989, 127–129; E. DONDELINGER: Papyrus Ani, Graz 1978, 48–54, S. 53.
[49] E. DONDELINGER: A. a. O., 53.
[50] E. DREWERMANN: Ich steige hinab in die Barke der Sonne, s. o. Anm. 48, S. 128–129.
[51] G. HEINZ-MOHR: Lexikon der Symbolik. Bilder und Zeichen der christlichen Kunst, Köln 1971, 54–55.
[52] A. a. O.
[53] P. HERRMANN: Deutsche Mythologie in gemeinverständlicher Darstellung, Stuttgart (Magnus) o. J., S. 328.
[54] E. WIECHERT: Das einfache Leben, Wien, München, Basel 1946, bes. Kap. 12, S. 292–321.
[55] E. WIECHERT: Missa sine nomine, Erlenbach-Zürich 1950.
[56] G. LANCZKOWSKI (Hrsg.): Früh-welkende Blumen. Aztekische Gesänge, Freiburg (Herder 1072) 1983, 86–87.

Der Gevatter Tod

[1] L. BECHSTEIN: Sämtliche Märchen (1857), Zürich 1974, 79–83.
[2] U. BUBENHEIMER: Gevatter Tod. Gott und Tod in einem religionskritischen Märchen, in: J. Janning u. a. (Hrsg.): Gott im Märchen, Kassel 1982, 76–91, S. 83.
[3] A. o. O., 83.
[4] Zu der Methode der «Komplettierung» des Materials sowie zu dem Problem der Überlieferungsvarianten vgl. E. DREWERMANN: Tiefenpsychologie und Exegese, 2 Bde., Olten-Freiburg 1984, I 183–184; 359–361.
[5] L. BECHSTEIN, s. o. Anm. 1, S. 80.
[6] Zitiert nach U. BUBENHEIM, s. o. Anm. 2, S. 84.
[7] A. a. O., 86.
[8] Gegen die sonst ausgezeichneten Ausführungen von U. BUBENHEIM, a. a. O., 82.
[9] Vgl. E. DREWERMANN: Der tödliche Fortschritt. Von der Zerstörung der Erde und des Menschen im Erbe des Christentums, 6., erw. Aufl., Regensburg 1990, 10–14; 47–50.
[10] A. a. O., 10.
[11] B. BÜCHNER: Der Hessische Landbote (1834) in: Ges. Werke, hrsg. v. H. Honold, München (Goldmann 7510) o. J., S. 167–181, S. 169.
[12] G. BÜCHNER: Woyzeck (1837 postum), in: A. a. O., 141–166, S. 144.
[13] A. a. O., S. 144.
[14] A. a. O., 144.
[15] Die «Ungeschuldetheit» der göttlichen Gnade bildete das Dauerthema endloser Streitereien der christlichen Theologiegeschichte; vgl. H. DENZINGER – A. SCHÖNMETZER: Enchiridion Symbolorum, Definitionum et Declarationum de Rebus Fidei et Morum, Rom-Freiburg, 32. Aufl. 1963, Nr. 1021, S. 431 (Verurteilung des Bajus durch Pius V.); Nr. 1385, S. 493 (Verurteilung Quesnels durch Clemens XI.).
[16] So U. BUBENHEIMER, s. o. Anm. 2, S. 77.
[17] So definiert das Konzil von Trient die *«Sünder»* als Menschen, «die sich durch die Sünden von Gott abgewandt haben»; DENZINGER, s. o. Anm. 15, Nr. 797, S. 370.
[18] So die kirchliche Lehre gegenüber dem sog. *Pelagianismus»:* DENZINGER, s. o. Anm. 15, Nr. 101–104, S. 83.
[19] Zu der zwangsneurotischen Aufspaltung von «Pflicht» und «Neigung» durch Ausschaltung der persönlichen Freiheit vgl. E. DREWERMANN: Sünde und Neurose, in: Psychoanalyse und Moraltheologie, 3 Bde., Mainz 1982–84, I 128–162, S. 136–143. Zu der Neigung der kath. Kirche, die persönliche Freiheit des Einzelnen aus Angst vor der Individualität durch Institution und

Hierarchie auszuschalten, vgl. E. DREWERMANN: Kleriker. Psychogramm eines Ideals, Olten-Freiburg 1989, 96–169: Das entfremdete Sein auf der Ebene des Denkens.
[20] Zur Stelle vgl. E. SCHWEIZER: Das Evangelium nach Matthäus, Göttingen-Zürich 1986, 30–36.
[21] Vgl. E. DREWERMANN – INGRITT NEUHAUS: Das Mädchen ohne Hände, Olten 1981, 31–32. Andere Beispiele sind *Der Bärenhäuter* (KHM 101) oder *Der Grabhügel* (KHM 195).
[22] Vgl. z. B. K. E. NEUMANN (Übers.): Also sprach der Erhabene. Eine Auswahl aus den Reden Gotamo Buddhos, Zürich (Diogenes 21443) 1986, 102–125: Versiegung des Durstes.
[23] So lehrte A. COMTE: Die positive Philosophie, übers. v. J. H. v. Kirchmann, 2 Bde., Heidelberg 1883; F. BLASCHKE (Hrsg.): Die Soziologie. Die positive Philosophie im Auszug, Leipzig 1933 (Kröner Tb. 107), daß der menschliche Geist sich in drei Stadien entwickle. In dem *ersten,* theologischen Stadium der *Priester- und Kriegerherrschaft* erkläre der Mensch die Naturerscheinungen als Manifestationen eines besonderen Willens in den Dingen (Fetischismus) oder des Willens bestimmter Götter (Polytheismus) bzw. eines einzelnen Gottes (Monotheismus); im *zweiten,* «metaphysischen» Stadium, wo die *Philosophen und Juristen* ihre Herrschaft ausübten, werde die Welt aus Ideen, Kräften und hypostasierten Abstraktionen erklärt. Erst im *dritten,* positivistischen Stadium könnten Theorie und Praxis zusammenfinden, indem durch Experiment und schlußfolgerndes Denken der Tatsachensinn erwache und eine Hierarchie der Wissenschaften hervorbringe, in welcher *die Forscher und die Techniker* regierten. Im Sinne COMTES sind die «armen Leute» gerade infolge ihres «Materialismus» notwendig «Positivisten».
[24] Vgl. E. DREWERMANN: Tiefenpsychologie und Exegese, s. o. Anm. 4, I 364–374: Die symbolische Ontologie der Deckerinnerungen.
[25] Vgl. J. THORWALD: Macht und Geheimnis der frühen Ärzte. Ägypten, Babylonien, Indien, China, Mexiko, Peru; München-Zürich (Knaur 138) 1967, 12–103.
[26] Vgl. C. G. JUNG: Paracelsus als geistige Erscheinung (1941), Ges. Werke XIII, Olten 1978, 123–209, bes. S. 127–128; 137: «Paracelsus sieht nicht, daß die Wahrheit der Kirche und der christliche Standpunkt überhaupt nie und nimmer mit dem impliziten alchemistischen Grundgedanken, nämlich ‹Gott unter mir›, einiggehen können.»
[27] Vgl. U. V. WILAMOWITZ-MOELLENDORF: Die hippokratische Schrift peri hieres nosu (SB Berlin) 1901, wo HIPPOKRATES sich um eine «natürliche» Erklärung der Epilepsie bemüht. Vgl. auch W. MÜRI: Der Arzt im Altertum, München 1938.
[28] Kritisch bespöttelt wird diese Einstellung bereits von JEAN PAUL: D. Katzenbergers Badereise, nebst einer Auswahl verbesserter Werkchen (1809), München 1963, Werke, hrsg. v. N. Miller u. a., Bd. 6.
[29] Vgl. DENZINGER, s. o. Anm. 15, Nr. 3276–3278, S. 637–638.
[30] Vgl. E. DREWERMANN: Ich steige hinab in die Barke der Sonne. Altägyptische Meditationen zu Tod und Auferstehung in bezug auf Joh 20/21, Olten-Freiburg 1989, 21–45.
[31] Das *Pestbakterium,* das durch Rattenflöhe übertragen wird, wurde erst 1894 von Schabasaburo Kitasato und Alexandre Yersin entdeckt.
[32] Zu der Gestalt des *göttlichen Arztes* vgl. E. DREWERMANN: Tiefenpsychologie und Exegese, s. o. Anm. 4, Bd. 2, 141–188.
[33] Vgl. R. SCHNEIDER: Winter in Wien. Aus meinen Notizbüchern 1957–58, Freiburg-Basel-Wien 1958, 127–128; 129; 137–138; 255; 262–264; 268–269.
[34] Vgl. E. DREWERMANN: Das Markusevangelium, 2 Bde., Olten-Freiburg 1987–88, II 15–40.
[35] E. DREWERMANN: Tiefenpsychologie und Exegese, s. o. Anm. 4, Bd. 2, 188–238.
[36] Vgl. DENZINGER, s. o. Anm. 15, Nr. 789, S. 367; Nr. 793, S. 369.
[37] S. o. *Der Herr Gevatter,* Anm. 7.
[38] Vgl. E. DREWERMANN: Tiefenpsychologie und Exegese, s. o. Anm. 4, Bd. 2, 79–95; 105–114.
[39] A. a. O., II 105–114.
[40] Das Bild von dem *«kranken König»* taucht z. B. auf in *Das Wasser des Lebens* (KHM 97) und in *Der treue Johannes* (KHM 6).
[41] Vgl. z. B. E. DREWERMANN – INGRITT NEUHAUS: Der goldene Vogel, Olten 1982, 36–39.
[42] Dramatisch ausgemalt ist das Motiv z. B. in *Die drei Schlangenblätter* (KHM 16).
[43] Oft genug bezahlt er dabei selbst die Liebe mit dem Tod, wie in dem Roman von TH. MANN: Doktor Faustus. Das Leben des deutschen Tonsetzers Adrian Leverkühn, erzählt von einem Freunde (1947), Frankfurt (Fischer Tb. 1230) 1971.
[44] Zur Auseinandersetzung mit der *anima* vgl. C. G. JUNG: Die Beziehungen zwischen dem Ich und dem Unbewußten ([2]1920), Ges. Werke VII, Olten-Freiburg 1971, 131–264, S. 207–232 rev. [4]1989, 127–247, S. 198–219.
[45] MOLIÈRE: Der eingebildete Kranke (1673), übers. v. W. v. Baudissin, Leipzig (RUB 1177) 1960.
[46] Zum Begriff der *Ate* vgl. W. SCHADEWALDT: Aus Homers Welt und Werk, 2. Aufl. 1951, 339 ff. Menschliche Überheblichkeit (Hybris) bestrafen die Götter mit Verblendung *(Ate),* die ihrerseits zum Untergang treibt. In den Vorstellungen des *griechischen Mythos* spricht sich die gleiche Anschauung aus, die in der *Bibel* als «Verstockung» Jahwes beschrieben wird.
[47] S. o. *Der Herr Gevatter,* Anm. 9; 10.
[48] K. KERÉNYI: Der göttliche Arzt. Studien über Asklepios und seine Kultstätten, Darmstadt 1975, 32: «Von der Erweckung Toter, wie sie nach der ausführlichen Erzählung der Geburt angekündigt wurde, ist in den Heilungsberichten… nirgends die Rede. Die Mythologie erzählt wohl von Totenerweckungen durch Asklepios und auch von seinem eigenen Tod, den er als Strafe dafür litt.» Vgl. bes. E. J. u. L. EDELSTEIN: Asclepius. A collection and interpretation of the testimonies, I., Baltimore 1945, Nr. 66–120.
[49] Vgl. K. KERÉNYI: A. a. O., 39; 41: «In Eleusis herrschte die große Göttin, die das Mysterium der Unsterblichkeit enthüllte, indem sie zugleich Mutter und Tochter, ein sich selbst ewig wiedergebärendes weibliches Wesen war. In Epidauros herrschte das männliche Prinzip vor, im Aufleuchten seiner die Dunkelheit durchbrechenden Kraftfülle.»
[50] Zur Stelle vgl. R. BULTMANN: Das Evangelium des Johannes, Göttingen [17]1962, 321–323; 324–325.

[51] K. KERÉNYI, s. o. Anm. 48, S. 99–100: «Man erzählt von der Todesstrafe, die er (sc. Asklepios, d. V.) erleiden mußte, weil er Tote erweckte und dadurch gegen die ehernen Gesetze der Moira verstieß; Zeus schleuderte ihn mit seinem Blitz in die Unterwelt.» Vgl. HESIOD: Fragment, Nr. 125.
[52] Zur Korporativgestalt des Königs vgl. E. DREWERMANN: Tiefenpsychologie und Exegese, s. o. Anm. 4, I 271–298, bes. S. 286 ff.
[53] Zur Gestalt des *Tricksters* vgl. C. G. JUNG: Zur Psychologie der Tricksterfigur (1954), Ges. Werke IX/1, Olten-Freiburg 1976, 271–290.
[54] Zum mexikanischen *Ballspiel* vgl. W. KRICKEBERG: Altmexikanische Kulturen, Berlin 1975, 159; 253; E. SELER: Über die natürlichen Grundlagen mexikanischer Mythen, in: Ges. Abhandlungen zur amerikanischen Sprach- und Altertumskunde, Bd. III, 305–351, Berlin 1908; Graz 1960
[55] K. HELFRICH: Menschenopfer und Tötungsrituale im Kult der Maya, Berlin 1973, 141–145.
[56] Vgl. E. DREWERMANN: Tiefenpsychologie und Exegese, s. o. Anm. 4, Bd. 1, 212–218.
[57] Vgl. G. W. F. HEGEL: Vorlesungen über Ästhetik (1835), hrsg. v. R. Bubner, Stuttgart, 2 Bde. (reclam 7976; 7985) 1971; Bd. 1, S. 54–125: Wissenschaftliche Behandlungsarten des Schönen und der Kunst: «Schönheit ... ist ... der in sich selbst konkrete absolute Begriff und ... die absolute Idee in ihr sich selbst genießende Erscheinung» (S. 155).
[58] Vgl. E. DREWERMANN: Ich steige hinab in die Barke der Sonne, s. o. Anm. 30, S. 61–73; 119–154.
[59] J. GRAY: Mythologie des Nahen Ostens, übers. v. J. Schlechta, Wiesbaden 1969, 21–23.
[60] Vgl. G. ROEDER (Hrsg.): Urkunden zur Religion des Alten Ägypten (1915), Köln 1978, 15–21.
[61] APOLLODOR, I 105 ff., in: L. MADER (Übers.): Griechische Sagen. Apollodoros, Parthenios, Antoninus Liberalis, Hyginus, Stuttgart-Zürich 1963, 25; HYGIN, Nr. 51; a. a. O., 266–267.
[62] E. DREWERMANN: Tiefenpsychologie und Exegese, s. o. Anm. 4, Bd. 2, 169–174.
[63] S. o. Anm. 61.
[64] Zur Theorie von der «Erkenntnis» als dem «Sündenfall der Menschheit» vgl. E. DREWERMANN: Strukturen des Bösen. Die jahwistische Urgeschichte in exegetischer, psychoanalytischer und philosophischer Sicht, 3 Bde., Paderborn 1977–78, Bd. 3, 43–53; 118–123; 137–144.
[65] Vgl. E. DREWERMANN: Der tödliche Fortschritt. Von der Zerstörung der Erde und des Menschen im Erbe des Christentums, 6., erw. Aufl., Regensburg 1990, 10–14; 47–50.
[66] Vgl. E. DREWERMANN: Ich steige hinab in die Barke der Sonne, s. o. Anm. 30, S. 80–95.
[67] Zur Stelle vgl. A. WEISER: Die Psalmen I. Psalm 1–60, ATD 14, Göttingen 1950, 220–223.
[68] Von *Meleagros* erzählte man, daß bei seiner Geburt die drei Moiren das Gemach seiner Mutter *Althaia* betraten: *Klotho* betimmte ihn zu einem edlen Menschen, *Lachesis* besang ihn als Helden, und *Atropos* «starrte ins Herdfeuer, in dem ein Stück Holz brannte. Sie sang: So lange wird er leben, bis das Holzscheit völlig verbrannt ist. Da sprang Althaia auf von ihrem Lager, sie raffte das Scheit aus dem Feuer und verbarg es in der Truhe.» K. KERÉNYI: Die Mythologie der Griechen, 2 Bde., München (dtv 1345–46) 1966, Bd. 2: Die Heroengeschichten, S. 96. Vgl. S. 100–101. HYGIN 171, in: L. MADER, S. o. Anm. 61, S. 325.

Fundevogel

[1] Vgl. E. DREWERMANN: Brüderchen und Schwesterchen, Olten-Freiburg 1990, 15–31. Zur Herkunft des *«Fundevogel»*-Märchens vgl. W. SCHERF: Lexikon der Zaubermärchen, Stuttgart 1982, 138–141. Danach wurde die Geschichte gegen Ende 1808 in Allendorf von der damals 25jährigen Pfarrerstochter *Friederike Mannel* (1783–1833) *Jacob Grimm* übermittelt, der den Titel des Märchens «Fundevogel» nannte; «in der Niederschrift hieß er noch Karl».
[2] Zu dem Motiv selbst vgl. A. AARNE: Die magische Flucht, Helsinki 1930; M. HIS: Die magische Flucht und das Wettverwandeln, in: Schweizerisches Archiv für Volkskunde 30, 1930, 2/3, 107–129; M. PANCRITIUS: Die magische Flucht, in: Anthropos, 8, 1913, 854–879; 929–943. – Das Motiv der magischen Flucht ist eines der ältesten Märchenmotive und spielt vor allem in der griechischen *Argonautensage* eine große Rolle.
[3] Zu *«Wasser», «Bad»* und *Mutterschoß* vgl. E. DREWERMANN: Brüderchern und Schwesterchen, Olten-Freiburg 1990, 76–77.
[4] Es herrscht also ein echtes *jus talionis.*
[5] Vgl. R. MEYER: Die Weisheit der deutschen Volksmärchen, Stuttgart 1969, 81–90, S. 86–90.
[6] Vgl. E. DREWERMANN: Brüderchen und Schwesterchen, Olten-Freiburg 1990, 26–28.
[7] Vgl. V. KAST: Wege aus Angst und Symbiose. Märchen psychologisch gedeutet. Beiträge zur Jungschen Psychologie, Olten-Freiburg 8. Aufl. 1986.
[8] Vgl. E. DREWERMANN – INGRITT NEUHAUS: Frau Holle, Olten-Freiburg 1982, 25–29.
[9] E. DREWERMANN: Tiefenpsychologie und Exegese, 2 Bde., Olten-Freiburg 1984–85, Bd. 1, S. 201–204.
[10] P. STRIEDER: Albrecht Dürer, Wiesbaden 1977, 124–128.
[11] Vgl. S. FREUD: Der Familienroman der Neurotiker (1909), Ges. Werke VII, London 1941, 225–231; E. DREWERMANN: Tiefenpsychologie und Exegese, s. o. Anm. 9, 1. Bd., S. 212–213.
[12] Vgl. S. FREUD: Über Deckerinnerungen (1899), in: Ges. Werke I, London 1952, 529–554; E. DREWERMANN: Tiefenpsychologie und Exegese, I 350–374.
[13] Zu der Verknüpfung von tiefenpsychologischer und existentialer Hermeneutik vgl. E. DREWERMANN: Strukturen des Bösen. Die jahwistische Urgeschichte in exegetischer, psychoanaly-

tischer und philosophischer Sicht, 3 Bde., Paderborn 1977, 1. Bd., S. XXXI–LIX; Vorrede zur 2. Aufl. 1979, S. LXIV–XCIII.

[14] Vgl. O. RANK: Der Mythus von der Geburt des Helden. Versuch einer psychologischen Mythendeutung, Leipzig-Wien [2](verb.) 1922, 79–80; E. DREWERMANN: Strukturen des Bösen, s. o. Anm. 13, Bd. 2, 332–358, S. 338 ff.

[15] S. FREUD: Eine Kindheitserinnerung des Leonardo da Vinci (1910), Ges. Werke VIII, London 1945, 127–211.

[16] Vgl. im allgemeinen W. LINDIG: Indianer-Kulturen im Südwesten, in: E. Evans-Pritchard (Hrsg.): Bild der Völker. Die Brockhaus Völkerkunde in 10 Bänden, Wiesbaden 1974, Bd. 4, 1. Teil: Nordamerika, 136–138; K. A. NOWOTNY: Amerika, in: K. A. BERNATZIK (Hrsg.): Neue Große Völkerkunde, Einsiedeln 1974, 699–894, S. 718–722; G. TURNER: Indianer, übers. v. G. Steppes, Hanau 1983, 94–186; H. LÄNG: Kulturgeschichte der Indianer Nordamerikas, Olten 1981, 365–377. Die Geschichte und der Kult von *Omaomana* wurde in den 60er Jahren von *W. Disney* verfilmt.

[17] Zur Gestalt des *Horus* vgl. H. KEES: Der Götterglaube im alten Ägypten, Leipzig 1956; Darmstadt 1980, 418–430.

[18] Zur *Kategorie des Anfangs* im mythischen Denken vgl. E. DREWERMANN: Strukturen des Bösen, s. o. Anm. 13, Bd. 1, S. XVIII–XXXI.

[19] Zur *Baumgeburt* bzw. zur *Baumursprungsmythe* vor allem in der afrikanischen Mythologie vgl. H. BAUMANN: Schöpfung und Urzeit im Mythus der afrikanischen Völker, Berlin 1936; Nachdruck 1964, 224–235.

[20] Zur *Baumsymbolik* vgl. E. DREWERMANN: Strukturen des Bösen, s. o. Anm. 13, Bd. 2, S. 52–69.

[21] *Codex Nuttall.* British Museum London. Reprint: A. G. Miller: The Codex Nuttall. A picture manuscript from ancient Mexiko, ed. by Zelia Nuttall, New York (Dover Publication) 1975, S. 20. Insbesondere der *Codex Vindobonensis Mexicanus 1,* p. 37 zeigt «das erste Menschenpaar der Mixteken aus einem Baum, der bei Yutatnoho (Apoala) wuchs.» H. BIEDERMANN: Altmexikos heilige Bücher, Graz 1971, S. 72.

[22] Vgl. W. KRICKEBERG: Altmexikanische Kulturen, Berlin 1975, 197–198. Der Baum, von dem die kleinen Kinder lebten (wie von dem Paradiesesbaum der Bibel), stand im «Blumenland», in *xochitlalpan.*

[23] S. o. Anm. 19.

[24] Zu der *«Jungfräulichkeit»* der Urmutter vgl. E. DREWERMANN: Die Frage nach Maria im religionswissenschaftlichen Horizont, in: Zeitschrift für Missionswissenschaft und Religionswissenschaft, 66. Jg., Apr. 1982, Heft 2, 96–117.

[25] So meint R. MEYER: Die Weisheit der deutschen Volksmärchen, Stuttgart 1969, 86–87: «Etwas, das nicht ganz dem Menschenreich angehört, sondern überirdischer Herkunft ist, läßt das Namensgeheimnis anklingen.» «Er (sc. der ‹Förster›, d. V.) wird gewahr, wie der himmlische Teil unseres Menschenwesens schon in den ersten Lebensjahren von uns genommen und in höhere Welten entrückt wird. Unbewußt für das gewöhnliche Erleben, vollzieht sich dieser ‹Kindesraub›. Aber der Sucher nach dem Leben im Geiste muß diesen überirdischen Teil wieder in die Seelenentwicklung hereinholen und ihn mit dem irdischen Bewußtsein *verschwistern* lernen.» Zu dem Bild des *«Vogels»* selbst vgl. F. LENZ: Bildsprache der Märchen, Stuttgart 1971, 292–293: «Adler und Falke sind Bild höchsten Geistesfluges.» Vgl. auch K. ANDERTEN: Umgang mit Schicksalsmächten. Märchen als Spiegelbilder menschlichen Reifens, Olten 1989, 256–266: Die Prinzessin auf dem Baum.

[26] L. KLAGES: Der Geist als Widersacher der Seele, 3 Bde., Leipzig 1929–1932.

[27] Vgl. E. DREWERMANN: Der Krieg und das Christentum. Von der Ohnmacht und Notwendigkeit des Religiösen, Regensburg 1984, 46–49.

[28] Vgl. R. E. LEAKEY: Die Suche nach dem Menschen. Wie wir wurden, was wir sind, übers. v. F. W. Gutbrod, Frankfurt 1981, 97–109; 219–237.

[29] Vgl. I. EIBL-EIBESFELDT: Krieg und Frieden aus der Sicht der Verhaltensforschung, München 1975, 153–192.

[30] Vgl. R. E. LEAKEY: Die Suche nach dem Menschen, s. o. Anm. 28, S. 184–197.

[31] Vgl. R. MEYER: Die Weisheit der deutschen Volksmärchen, s. o. Anm. 25, S. 86, dessen Deutungen im folgenden freilich zu sehr in reine Spekulationen abgleiten.

[32] Die gleiche Zusammengehörigkeit läßt sich auch in dem Märchen von *«Schneeweißchen und Rosenrot»* (KHM 161) beobachten; vgl. E. DREWERMANN – INGRITT NEUHAUS: Schneeweißchen und Rosenrot, Olten-Freiburg 1983, 20; 24–29.

[33] Zu dieser Ambivalenz vgl. E. NEUMANN: Die große Mutter. Eine Phänomenologie der weiblichen Gestaltungen des Unbewußten, Olten-Freiburg 1974, 123–169.

[34] E. LANGGÄSSER: Proserpina. Mit einem Nachwort von E. Horst, Wien-Frankfurt-Berlin (Ullstein 37027) 1982, 30–31.

[35] A. a. O., 33–34.

[36] S. FREUD: Neue Folge der Vorlesungen zur Einführung in die Psychoanalyse (1932), Ges. Werke XV, London 1940, 80: «Es gibt im Es nichts, was man der Negation gleichstellen könnte... Im Es findet sich nichts, was der Zeitvorstellung entspricht.»

[37] EPIKUR: Von der Überwindung der Furcht, S. 59 (Katechismus, 2); DERS.: Brief an Menoikeus, S. 101, in: EPIKUR: Von der Überwindung der Furcht. Katechismus. Lehrbriefe. Spruchsammlung, Fragmente, übers. v. O. Gigon, Zürich 1949; Neudruck: München (dtv 2164) 1983.

[38] TH. FONTANE: Werke in 4 Bdn., hrsg. v. H. Geiger, Wiesbaden (Vollmer Verl.) o. J., I 9.

[39] K. SIEGFRIED: Die Weisheit Salomos, in: E. Kautzsch (Hrsg.): Die Apokryphen und Pseudepigraphen des Alten Testaments, 2 Bde. (1900), Darmstadt 1962, I 476–507, S. 482.

[40] Vgl. G. WIRTH (Hrsg.): Griechische Lyrik. Von den Anfängen bis zu Pindar. Griechisch und deutsch, Hamburg (rk 140–142) 1963, 136–153.

[41] FR. W. FREIHERR VON BISSING (Übers.): Altägyptische Lebensweisheit, Zürich 1955, S. 141–142: Lied des Harfners, 1. Fassung.

[42] Vgl. a. a. O., 143–145 in Parallele zu *Weish* 2, 4–9.

[43] J. SEIFERT: Im Spiegel hat er das Dunkel. Tschechisch und deutsch, ausgew. u. übers. v. O. Komenda-Soentgerath, hrsg. v. R. Th. Hlawatsch u. H. G. Heiderhoff, Waldbrunn 1982, 63.

[44] Insbesondere meinte S. FREUD, alle Todesangst sei im Grunde Angst vor Liebesverlust («Objektverlust») bzw. «Kastrationsangst», also Angst, nicht liebenswert zu sein; S. FREUD: Das Ich und das Es (1923), Ges. Werke XIII, London 1940, 235–289.
[45] Diese Art zu «denken» ähnelt der *zwangsneurotischen* Denkform, von der S. FREUD meinte, sie bereite nicht das Handeln vor, sondern wolle es ersetzen. S. FREUD: Bemerkungen über einen Fall von Zwangsneurose (Der Rattenmann) (1909), Ges. Werke VII, London 1941, 379–465, S. 439–446; zur Beziehung des Zwangsdenkens zum Tod vgl. a. a. O., 446–455.
[46] Vgl. E. DREWERMANN: Der Krieg und das Christentum, s. o. Anm. 27, S. 254–282.
[47] J. W. VON GOETHE: Gedichte, hrsg. u. komm. von E. Trunz, München 1974, 78–79: Heideröslein.
[48] Vgl. E. DREWERMANN: Brüderchen und Schwesterchen, Olten-Freiburg 1990, 23–27; DERS.: Kleriker. Psychogramm eines Ideals, Olten-Freiburg 1989, 530–563.
[49] TH. MANN: Bekenntnisse des Hochstaplers Felix Krull (1954), Frankfurt (Fischer Tb. 639), 1965, 138–139; E. DREWERMANN – INGRITT NEUHAUS: Die Kristallkugel, Olten-Freiburg 1985, 42.
[50] Zu der charakterbedingten Unterschiedlichkeit des Zeiterlebens vgl. E. DREWERMANN: Tiefenpsychologie und Exegese, 2 Bde., Olten-Freiburg 1984–85, II 605–624.
[51] So bereits die Einsicht des HERAKLIT, Fr. 91, in: H. DIELS – W. KRANZ (Hrsg.): Die Fragmente der Vorsokratiker, Hamburg (rk 19) 1957, S. 29.
[52] Vgl. E. DREWERMANN: Kleriker, s. o. Anm. 48, 746–748.
[53] Vgl. G. MENSCHING: Die Religion. Erscheinungsformen, Strukturtypen und Lebensgesetze, München (GG Tb. 882–883) o. J., S. 266–302: Lebensgesetze der Religion.
[54] Vgl. W. LAIBLIN: Wesensgesetze menschlicher Reifung, in: Wachstum und Wandlung. Zur Phänomenologie und Symbolik menschlicher Reifung, Darmstadt 1974, 47–92; DERS.: Metaphern der Wandlung in einem Reifungsprozeß der Lebensmitte, a. a. O., 93–104. Zu dem kulturellen Problem des *Alterns* vgl. S. DE BEAUVOIR: Das Alter, übers. v. A. Aigner-Dünnwald u. R. Henry, Hamburg (rororo 7095) 1977, 75–183; 184–236.
[55] E. IONESCO: Tagebuch. Journal en miettes, übers. v. L. Kornell, Neuwied und Berlin 1967, 62–63.
[56] Vgl. E. DREWERMANN: Laßt sie erfahren, daß das Reich Gottes nahe ist. Eine christliche Begründung der Arbeit mit alten Menschen, in: Psychoanalyse und Moraltheologie, 3 Bde., Mainz 1982–84, III 57–84, S. 73, Anm. 30: Inschrift der St.-Paulus-Kirche in Baltimore, 1692.
[57] Vgl. S. KIERKEGAARD: Die Wiederholung. Ein Versuch in der experimentierenden Psychologie (1843), Hamburg 1961 (rk 81), Werke Bd. II, übers. v. L. Richter, S. 5–83; Die Krise und eine Krise im Leben einer Schauspielerin (1847), a. a. O., II 86–117.
[58] Vgl. E. DREWERMANN: Strukturen des Bösen, s. o. Anm. 13, Bd. 1, S. 365–378: Von der Geborgenheit im Ring der Welt (Nachw. zur 3. Aufl.).
[59] A. a. O., II 52–55.
[60] Vgl. S. SCHULTZ: Glasfenster des Straßburger Münsters, Bern 1967 (Orbis pictus 49), Einleitung; H. LÜTZELER: Weltgeschichte der Kunst, Gütersloh 1959, 718–723.
[61] E. NIELSEN (Hrsg.): Die Hexe von Endor. Die merkwürdigsten Fälle aus dem Gebiet des Übersinnlichen von 1200 vor bis 1800 nach Christus (1922: Das Unerkannte auf seinem Weg durch die Jahrtausende), München (dtv 1335) 1978, 70–73; nach ZURBONSEN: Die Prozeßaussagen der Jungfrau von Orleans, Düsseldorf 1910.
[62] Vgl. J. ASSMANN: Der König als Sonnenpriester. Ein kosmographischer Begleittext zur kultischen Sonnenhymnik in thebanischen Tempeln und Gräbern, Glückstadt 1970.
[63] E. DREWERMANN: Dein Name ist wie der Geschmack des Lebens. Tiefenpsychologische Deutung der Kindheitsgeschichte nach dem Lukasevangelium, Freiburg 1986, 37–66.
[64] E. IONESCO: Tagebuch, s. o. Anm. 55, S. 13.
[65] Vgl. M. HEIDEGGER: Sein und Zeit (1926), Tübingen 1963, 235–260; E. DREWERMANN: Strukturen des Bösen, s. o. Anm. 13, III 216–218; 246–247.
[66] Vgl. M. HEIDEGGER: Über den Humanismus. Brief an Jean Beaufret, Paris, in: Platons Lehre von der Wahrheit. Mit einem Brief über den «Humanismus», Bern 1947, 53–119, S. 106, wo HEIDEGGER das 119. Fr. des HERAKLIT dahin interpretiert: «der Mensch wohnt, insofern er Mensch ist, in der Nähe des Gottes.» Konkret (S. 110): «Das Denken, das nach der Wahrheit des Seins fragt und dabei den Wesensaufenthalt des Menschen vom Sein her und auf dieses hin bestimmt, ist weder Ethik noch Ontologie.» Das ist das Ende des «begrifflichen» Denkens auch in der Theologie, d. h., es müßte das Ende des gesamten Typs heutiger Theologie bedeuten, – eine Einsicht, die seit mehr als 40 Jahren auf ihre Ankunft in der Theologie wartet.
[67] Vgl. ein letztesmal dazu E. DREWERMANN: Das Markusevangelium, 2 Bde., Olten-Freiburg 1987–88, I 80–107: Zwischen Zeit und Ewigkeit oder: Mythos und Geschichte. DERS.: An ihren Früchten sollt ihr sie erkennen. Antwort auf Rudolf Peschs und Gerhard Lohfinks «Tiefenpsychologie und keine Exegese», Olten-Freiburg 1988, 78–118. Mit einem Nachwort von ST. SCHMITZ.
[68] G. W. F. HEGEL: Die Vernunft in der Geschichte (Vorlesungen von 1822, 1828, 1830), hrsg. v. J. Hoffmeister, Hamburg (Philos. Bibl. 171 a) 1963, 155–156.
[69] Vgl. H. MÜLLER-KARPE: Das vorgeschichtliche Europa (1968), Baden-Baden 1979, 80: «In Ägypten ereignete sich mit der Konstituierung des Königtums zu Beginn der 1. Dynastie unter ‹Skorpion›, Narmer und Hor Aha etwas überaus Folgenschweres: Erstmalig erlebten einzelne Menschen ihr personales Ich in einer solch intensiven Bewußtheit, daß sie die seinsmäßige Kluft zwischen sich und der Umwelt, einschließlich den sozial unter ihnen stehenden Mitmenschen, für bedeutender empfanden als den Abstand zwischen sich und einer transzendenten Gottheit.»
[70] Vgl. R. NÜRNBERGER: Das Zeitalter der Französischen Revolution und Napoleons, in: G. Mann (Hrsg.): Propyläen Weltgeschichte in 10 Bdn., Bd. 8, Frankfurt 1986, 59–191.
[71] V. IONS: Ägyptische Mythologie, übers. aus dem Engl. v. J. Schlechta, Wiesbaden 1968, 32.

Zu dem Symbol der *Gans* bzw. *Ente* vgl. F. LENZ: Bildsprache der Märchen, Stuttgart 1971, 293–294, der in der «*Ente*» ein «Sinnbild für die Fähigkeit» erblickt, «in der schwankenden Welt der Empfindungen und Gefühle sich mit Sicherheit und Anmut zu bewegen, also die Seelenwelt zu meistern.»

[72] Zur Deutung des Märchens von «*Hänsel und Gretel*» vgl. E. DREWERMANN: Kleriker, s. o. Anm. 48, 387–398.

[73] T. H. WATERMANN: Der innere Kompaß. Sinnesleistungen wandernder Tiere, aus dem Amerik. übers. v. B. Achauer und U. Loos, Heidelberg (Spektrum) 1990, 236–237.

[74] I. C. ASIMOV: Explodierende Sonnen. Geheimnisse der Supernova, aus dem Amerik. übers. v. H. M. Hahn, Köln 1989, 120–189.

[75] Vgl. E. DREWERMANN: Ich steige hinab in die Barke der Sonne. Altägyptische Meditationen zu Tod und Auferstehung in bezug auf Joh 20/21, Olten 1989, 80–95.

[76] A. a. O., 74–80.

[77] A. a. O., 94.

[78] A. a. O., 94; A. ERMAN – H. GRAPOW: Ägyptisches Handwörterbuch, Berlin 1921; Darmstadt 1981, 165.

[79] *Papyrus Ani.* BM 10.470. Ägyptisches Totenbuch aus der 19. Dynastie (um 1300 v. Chr.), Grab des königlichen Schreibers Ani; British Museum, Kommentar E. DONDELINGER.

[80] E. DONDELINGER: Papyrus Ani, a. a. O., 60.

[81] A. a. O., 60.

[82] A. a. O., 80.

[83] A. a. O., 81.

[84] Die Deutung des Symbols als (magischer) Schleife bleibt fraglich; H. BRUNNER: Abriß der Mittelägyptischen Grammatik. Zum Gebrauch in akademischen Vorlesungen, Graz, 2. verb. Aufl. 1967, 71; vgl. auch M. LURKER: Götter und Symbole der Alten Ägypter (1974), München (GG Tb. 11276) 1980, 117–118: Lebensschleife.

[85] Vgl. dazu E. DREWERMANN: Tiefenpsychologie und Exegese, s. o. Anm. 9, II 511–541: Altägyptische Analogien zu den christlichen Jenseitshoffnungen und die Wahrheit vom Untergang der Welt, bes. S. 529 ff.

[86] Vgl. M. LURKER: Götter und Symbole der Alten Ägypter, s. o. Anm. 84, S. 62–63.

[87] *Papyrus Ani,* Tafel 37. Eigene Übersetzung und Transkription; vgl. E. DONDELINGER: Papyrus Ani, s. o. Anm. 79, S. 81. Es handelt sich um einen Text zum 186. Kapitel des Totenbuches; vgl. E. HORNUNG: Totenbuch der Ägypter, Zürich-München 1979, 400: «Hathor anbeten, die Herrin des Westens, ‹Erdküssen› (Proskynese) der Mehet-weret: Ich bin zu dir gekommen, um deine Schönheit zu schauen! Laß mich doch an der Spitze deines Gefolges sein, damit ich alle Großen übertreffe, denn keine Schwäche wird bei mir gefunden. Mögest du mir Opfer gewähren und mir einen Sitz im (Totenreich unter den) Gerechten bereiten, daß ich heil bleibe auf Erden.»

Weitere Bände der Reihe:

Das Mädchen ohne Hände

48 Seiten mit 11 Farbtafeln

Frau Holle

52 Seiten mit 8 Farbtafeln

Schneeweißchen und Rosenrot

55 Seiten mit 6 Farbtafeln

Marienkind

64 Seiten mit 8 Farbtafeln

Die Kristallkugel

64 Seiten mit 7 Farbtafeln

Der Trommler

84 Seiten mit 4 Farbtafeln

Die kluge Else / Rapunzel

101 Seiten mit 4 Farbtafeln und 2 Schwarzweißabbildungen

Der goldene Vogel

63 Seiten mit 13 Farbtafeln

Brüderchen und Schwesterchen

97 Seiten mit 4 Farbtafeln

Walter-Verlag